健身气功通用教材

健身气功·六字诀

国家体育总局健身气功管理中心 编

人民体育出版社

图书在版编目（CIP）数据

健身气功.六字诀／国家体育总局健身气功管理中心编.－－北京：人民体育出版社，2021（2021.11重印）
健身气功通用教材
ISBN 978-7-5009-5893-2

Ⅰ.①健… Ⅱ.①国… Ⅲ.①气功－健身运动－教材 Ⅳ.①R214

中国版本图书馆CIP数据核字(2020)第215179号

*

人民体育出版社出版发行
国铁印务有限公司印刷
新 华 书 店 经 销

*

787×960 16开本 14.5印张 159千字
2021年7月第1版 2021年11月第2次印刷
印数：5,001—10,000册

*

ISBN 978-7-5009-5893-2
定价：47.00元

社址：北京市东城区体育馆路8号（天坛公园东门）
电话：67151482（发行部） 邮编：100061
传真：67151483 邮购：67118491
网址：www.sportspublish.cn
（购买本社图书，如遇有缺损页可与邮购部联系）

编　委　会

总　序

　　气功作为中华民族的文化瑰宝，是一门研究自我身心和谐的学问。据现有资料考证，气功至少已有五千多年的历史。其源起与人类的形成同步，盛行于新石器时代。在春秋战国时代，与百家诸子的学说相结合，形成了完整的理论体系。秦汉以降，流行于社会多阶层。汉季，佛教东渐、道教兴起，气功实践与宗教修行相结合，之后在魏晋、隋唐以至明清，又经历数次繁荣昌盛的阶段。大量实践经验的积累，形成了健身气功独具特色的理论体系和丰富多彩的锻炼方法，数千年来为中华民族的繁衍生息作出了卓越的贡献。

　　进入21世纪，健身气功事业发生了翻天覆地的变化，开创了健身气功史上空前的良好局面。国家体育总局健身气功管理中心从挖掘整理优秀传统气功功法入手，并汲取当代最新的科学研究成果，先后编创推出了健身气功·易筋经、五禽戏、六字诀、八段锦和太极养生杖、导引养生功十二法、十二段锦、马王堆导引术、大舞等系列功法，积极引导群众开展健康文明的健身气功活动，满足广大群众日益增长的多元化健身需求。尤其是近年来，国家体育总局健身气功管理中心把健身气功与建设健康中国、体育强国和文化强国结合起来，注重与健康、文化等融合发展，加之《"健康中国2030"规划纲要》等系列国家政策的指引和新时代群众对美好生活愈加迫切地向往，学练健身气功的群众与日俱增，不仅形成了数以百万计的健身气功习练人群，精彩纷呈的健身气功活动在中国城乡开展得如火如荼，而且传播到境外众多的国家和地区，成为世界各国民众了解中国文化和分享健康生活的重要途径。

随着学练健身气功的持续深入，广大群众对健身气功的悠久历史和文化内涵全面了解的渴望愈加强烈，对隐藏于古老典籍中的气功健身原理奥秘的兴趣愈加强烈，对千百年来健身气功增进身心健康的经验方法的学习热情愈加强烈，对运用现代科学探索健身气功的研究成果的关注愈加强烈。然而，之前编写出版的健身气功·易筋经、五禽戏、六字诀等系列功法丛书，限于种种原因，仅对编创推广的各种功法进行了简要介绍，未能就功法功理等深层次问题进行系统阐释。为满足广大健身气功习练者的迫切需要，我们经过长时间的论证和酝酿，自2014年起陆续启动了健身气功系列通用教材的编撰工作。因为，健身气功推广普及虽然千头万绪，但关键环节是功法教材。建设什么样的功法教材体系，核心教材传授什么内容、倡导什么样的价值取向和学术导向，关系到健身气功的育人与育才，关系到健身气功的发展与昌盛，关系到中华文化的传承与升华。遗憾的是，健身气功至今尚无一套全面而系统的通用教材。经过专家学者们的审慎研究，此次编撰的系列通用教材，主要包括《健身气功导论》《健身气功发展史》《健身气功·易筋经》《健身气功·五禽戏》《健身气功·六字诀》《健身气功·八段锦》《健身气功·太极养生杖》《健身气功·导引养生功十二法》《健身气功·十二段锦》《健身气功·马王堆导引术》《健身气功·大舞》等。

时代是思想之母，实践是理论之源。健身气功绵延数千年，有其独特的文化内涵；新时期编创推广的各种健身气功功法，也有十几年的实践积累。此次编撰系列通用教材，既要加强对健身气功传统文化的挖掘和阐发，也要加强对实践经验的总结和提炼，更要善于聆听时代的声音，使健身气功养生文化与当代文化相适应、与现代社会相协调，把跨越时空、超越国界、富有永恒魅力、具有当代价值的文化精神弘扬起来，进一步推动健身气功创造性转化、创新性发展，激活其生命力，为解决人类健康问题贡献健身气功智慧和方案。这次编撰工作是以科技攻关的方式展开的。《健身气功导论》委托中国科学院力学研究所陶祖莱研究员撰写，主要是从中国传统文化与现代科学相结合的视角，探讨并系统阐释气功健身的基本原理、练功要素和实践指要等内容，从总体上论述了健身气功的共同规律和内容，是贯穿健身气功各功法的生命线。《健身气功发展史》委托国家体育总局体育文化发展中心和天津体育学院联合编撰，是以中国历史发展脉络为主线，着重阐述健身气功的历史演变进程和规律，旨在正本清源，更好地认知、继承和发扬健身气功养生文化。《健身气功·易筋经》等系列功法教材，均是委托原功法编创课题组负责编撰。各功法教材依据经典，征诸实践，分别从史、理、法、效、学、练、教、问等角度讲述各功法的奥秘，既有继承，也有发扬，特别是使过去很多难以言表的、只有靠师徒传授和反复领悟的内容跃然纸上，让学者有迹可循、有法可依，对初学健身气功具有指导意义，亦能指明向更高境界进取的途径。

行百里者半九十。中国汗牛充栋的古代典籍著作，正史之中虽屡见健身气功的蛛丝马迹，但鲜有专文论述，野史、稗史虽记述广泛，然往往浅而不确；历代医家经典虽多有专题论述，却多重其法而简其理、略其论；各家宗教修持秘典，资料虽丰，记述亦详，因或隐语连篇，或语言晦涩，或借喻累牍等缘故，要想挖掘气功健身之奥义，困难亦是颇巨。21世纪现代科学发展可谓迅猛，但面对人体这个复杂的巨系统，至今尚无法用现代科学理论完全解释气功健身养生的机理。何况，古人之思想、生活之环境、知识之背景、认知之方法，与今人已有迥然之别。因此，要想编撰一套适应新时代发展要求、立足中国传统文化、体现国际学术前沿的健身气功通用教材，需要各项目组付出更为艰巨、更为艰苦的努力。"为学之实，固在践履"。各项目组承担任务后，坚持解放思想、实事求是、与时俱进、求真务实，坚持辩证唯物主义和历史唯物主义，紧密结合新的时代条件和实践要求，以全新的视野深化对健身气功规律的再认识，进行了大量的文献检索考证和广泛的调查研究，分别组织了不同类型的教材研讨会，进行了多次集中封闭撰稿和教学实验，反复斟酌、几易其稿、精雕细琢，努力锤炼精品。与此同时，我们还邀请多位学术造诣较高的权威专家组建评审组，在立项评审、中期检查和结项评审等关键环节上严格把关，在编撰过程中积极出谋划策、提供咨询和建议，从而确保高质量编撰教材。值得一提的是，陶祖莱研究员为整套教材的框架设计和内容编写提供了宝贵的智力奉献。在此，我们由衷地感谢各项目组、专家评审组付出的辛勤劳动！

这次编撰教材是健身气功深化改革的一项重要举措。为保证系列教材编撰质量，采取分批启动、分批推出的方式。在编撰过程中，我们做了以下几方面的努力。一是守中学为体，以西学为用，运用集体的智慧，增强教材的科学性、人文性、民族性、时代性、系统性和实用性。二是尊重功法原创，融入最新研究成果，在理论内涵的挖掘、技术操作的规范上下功夫，注重功法体系建设，倡导健康生活方式。三是教材各自独立成册，方便学者阅读操作，并充分考虑受众面，力求把难懂的古代语言和现代科学术语尽量用通俗易懂的言语表达出来，既方便普通群众学练健身气功使用，亦可供练功已有相当基础者提高运用。编撰教材的同仁们，有心为普及和发展健身气功事业尽绵薄之力，但这毕竟是项全新的工作，向无蓝本可循，其编撰难度之大是可以想象的，又限于我们的水平和能力，肯定会有许多不尽如人意之处，敬请各界专家、学者和读者们给予批评和指正，使之能更好地为指导民众科学练功、增进身心健康发挥作用。

目　录

目录

5

第一章

健身气功・六字诀功法概述

六字诀历史悠久，健身作用明显，简便易学，运用灵活，是中国古代流传下来的一种独具特色的气功健身方法，不仅古代文献对它有着丰富论述，而且其强身健体、祛病益寿功效深受历代民众和医家推崇。特别是进入21世纪后，由国家体育总局组织专家编创推出的健身气功·六字诀，更是受到海内外民众的广泛学练和赞誉，对于促进当代民众的身心健康发挥了积极作用。

第一节　功法源流

健身气功·六字诀的孕育、形成、充实、发展和兴盛，是一个漫长而丰富的历史过程。本节从纵向和横向两个维度，对六字诀的发展历史进行梳理，并总结出六字诀的几个关键问题，旨在深化对六字诀的历史认知，传承六字诀的健身养生智慧。

一、发展脉络

六字诀，又称六字气、六字气诀、六字气法等，具有悠久的历史。春秋时期道家学派的创始人老子（约公元前571—公元前471年），在《道德经》第二十九章有"故物或行或随，或嘘或吹"的论述。战国时期，道家另一代表人物庄子在《庄子·刻意》中又说："吹呴呼吸，吐故纳新，熊经鸟申，为寿而已矣。此道引之士，养形之人，彭祖寿考者之所好也。"说明早在春秋战国时期，即有通过"吹"或"嘘"的不同方式排出体内的浊气，吸收自然清气的呼吸方法。"吹"和"嘘"两字的呼吸发音方式，堪称六字诀功法的雏形。因此，先秦时期可谓是六字诀的孕育萌芽阶段。

马王堆汉墓出土的养生文献《却谷食气篇》中有"体轸则呴吹之，视利止"的记载。"轸"是疼痛的意思，"体轸则呴吹之"就是用"呴吹"的呼吸方法医治病痛。另据周世荣先生的整理与研究，"马王堆导引图"的呼吸法里有"吐气状"与"呼叫状"，其中的吐气状呼吸中似有"嘘"与"呵"，呼叫状呼吸中有"卬（仰）溥"，其"溥"与"呼"音近义同，均属发声呼吸法。这些都为后世六字诀的成形奠定了初步的基础。

东晋时期，"六字气"的名称在著名道教思想家、医学家与养生家葛洪（283—363年）所著《神仙传》已有提及："夫学道者多矣，然所谓八段锦、六字气，特导引吐纳而已。"但并未留下功法的具体内容。在现存文献中，六字诀的具体练习方法最早见于南北朝时梁代陶弘景所著《养性延命录》中。陶弘景（456—536年），字通明，丹阳秣陵（今江苏江宁）人，南朝齐梁年间著名的医药学家、道教养生家，是道教茅山派代表人物之一。陶弘景将南朝以前的有关养生论述进行了系统的收集整理，辑成《养性延命录》。《养性延命录·服气疗病篇》记载："凡行气，以鼻纳气，以口吐气，微而引之，名曰长息。纳气有一，吐气有六。纳气一者，谓吸也，吐气六者，吹、呼、唏（嘻）、呵、嘘、呬，皆出气也。凡人之息，一呼一吸，原有此数。欲为长息吐气之法，时寒可吹，时温可呼，委曲治病。吹以去风，呼以去热，唏以去烦，呵

第一章 健身气功·六字诀功法概述

以下气，嘘以散滞，呬以解极。"同时指出不同脏腑疾病对应的六字治疗方法："心脏病者，体有冷热，吹呼二气出之；肺脏病者，胸膈胀满，嘘气出之；脾脏病者，体上游风习习，身痒痛闷，唏气出之；肝脏病者，眼疼愁忧不乐，呵气出之……以鼻引气，口中吐气，当令气声逐字吹、呼、嘘、呵、唏、呬吐之。若患者依此法，皆须恭敬，用心为之，无有不差，愈病长生要术。"这些记载即后世"六字诀"或"六字气诀"的起源，标志着六字诀的形成。

陶弘景之后，历代都有关于六字诀的记述，且在六字诀的方法理论及应用上有不少发展与补充。尤其在隋唐至明清时期，六字诀不断有新的内容加入，逐步充实，不断发展，其中较具代表性的有以下几点。

一是六字诀开始配以口诀。隋代佛教天台宗高僧智顗在其《童蒙止观・治病第九》中将六字诀用于佛学坐禅止观法门，提到了六字诀的治病口诀："但观心想，用六种气治病者，即是观能治病。何等六种气？一吹、二呼、三嘻、四呵、五嘘、六呬。此六种息，皆于唇口之中，想心方便，转侧而作，绵微而用。颂曰：'心配属呵肾属吹，脾呼肺呬圣皆知，肝藏热来嘘字至，三焦壅处但言嘻。'"这是目前文献所见最早六字诀开始配以口诀的形式，在口诀中把六字诀的练习顺序和搭配的脏腑都以顺口溜的形式表达出来。口诀的出现把练习的内容简单明了化，避免了原来文字叙述的繁琐和弊端，使练习者很快掌握功法的重点和难点，便于长期记忆和理解，对体会练功的要领有一定的提示作用。

二是六字诀发音呼吸方法的变化增多，如"大呼"结合"细呼"。唐代著名医学家孙思邈在《备急千金要方》中女道士胡愔在《黄庭内景五脏六腑补泻图》中，分别对陶氏六字诀的吐纳法进行了发挥，使呼吸的深度有了较大的改变，特别强调使用"大呼结合细呼"的方式来练习六字诀。如《备急千金要方》指出："若患心冷病，气即呼出。若热病，气即吹出。若肺病即嘘出，若肝病即呵出，若脾病即唏出，若肾病即呬出。""热病者，用大吹五十遍，细吹十遍。吹如吹物之吹，当使字气声似字。肺病者，用大嘘三十遍，细嘘十遍。肝病者，用大呵三十遍，细呵十遍。脾病者，用大唏三十遍，细唏十遍。肾病者，用大呬五十遍，细呬三十遍。"可见，孙思邈对六字诀的呼吸方式做出了明显的改变，加大了呼吸的深度和次数，在发音的次数上，增加到三十遍和五十遍，加大了重复的次数，加深对脏器的刺激作用。并且发每个音时都用"大呼"和"细呼"，其目的是最大程度地呼出体内的浊气，充分吐故纳新。

三是改变六字与脏腑对应关系。胡愔在《黄庭内景五脏六腑补泻图》中，改变了六字与五脏的配合方式，改肺"嘘"为肺"呬"，改心"呼"为心"呵"，改肝"呵"为肝"嘘"，改脾"唏"为脾"呼"，改肾"呬"为肾"吹"，另增胆"嘻"之法。

四是六字诀发音呼吸方法的改变——由发声到不发声。胡愔在《黄庭内景五脏六腑补泻图》中，提到了"治肺六气法，吐纳用呬法，以鼻微长引气，以口呬之，勿令耳闻""治心脏用呵法，以鼻渐长引气，以口呵之，皆调气如上，勿令自耳闻之，然后呵之。心有病，用大呵三遍，细呵十遍，去心家劳热、一切烦闷，疾差止，过度损。"间或出现了不发声的记载。及至宋代邹朴庵的《太上玉轴六字气诀》对六字诀理论与方法的论述甚为详细，即谈到六字诀练习时，要做叩齿、搅海、咽津等预备功，还对呼吸和读音方法作了具体的要求："低头开口先念呵字，以吐心中毒气。念时耳不得闻呵字声，闻即气粗，乃损心气也。念毕，仰头开口，以鼻徐徐吸天地之清气，以补心气，吸时耳亦不得闻吸气，闻即气粗，以损心气也。但呵时令短，吸时令长，即吐少纳多。吸讫，低头念呵字，耳复不得闻呵字声。呵讫，又仰头以鼻徐徐吸以清气以补心，亦不得闻吸声，如此吸者六次。即心之毒气渐散，又将天地之清气补之，心之元气，亦渐复矣。再又依此式念呼，念时耳不得闻呼字声，如此呼者六次，所以散脾毒，而补脾元也。"这段话中重点强调了对六字诀的呼吸和发声的要求，发声时以不让耳朵听到为好。

历史文献中，六字诀的吐纳法为鼻吸口呼，匀细柔长。但在吐气是否发声的问题上，认识各不相同。陶弘景《养性延命录》中提到"气声逐字"，说明它是发声的，唐代药王孙思邈也基本沿用这种方法，而唐代胡愔及以后的大多数文献均改为呼吸皆应令"耳不得闻其声"。

五是六字诀与四季结合。明代冷谦《修龄要旨》和高濂《遵生八笺》中的《四季却病歌》记载："春嘘明目木扶肝，夏至呵心火自闲，秋呬定收金肺润，肾吹惟要坎中安，三焦嘻却除烦热，四季常呼脾化餐，切忌出声闻口耳，其功尤胜保神丹。"这就将六字诀与四季养生结合起来，使六字诀的内容更加丰富和完善。符合《内经·灵枢·本神》所说的："智者之养生也，必顺四时而适寒暑，和喜怒而安居处，节阴阳而调刚柔，如是则避邪不至，长生久视。"也符合《黄帝内经直解》所言的"四气调神气，随春夏秋冬四时之气，调肝、心、脾、肺、肾五脏之神志也"。

六是六字诀与肢体动作结合。从现有文献来看，宋代以前的六字诀不配合肢体动作，只是单纯的吐纳功夫，以静功练习为主。北宋年间的曾慥在《道枢·众妙篇》中记载的六字气法，把呼吸与导引动作结合起来，开启了六字诀向动功方向发展的先河。如：嘘，二手握固，张目上视，而后嘘；呬，二手抱膝，仰面，而后呬；呵，交手抱脑后，仰面，而后呵；吹，仰卧握固，而后吹；呼，垂左右手，安前抱脾，而后呼；嘻，仰面平坐，而后嘻。至明代，已有歌诀形式描述了将吐纳与导引结合起来的六字诀功法。例如，明代胡文焕的《类修要诀》和高濂的《遵生八笺》等著述中都有《去病延年六字法》总诀的记载："肝若嘘时目睁精（精同睛），肺知呬气手双擎，心呵顶上连叉手，肾吹抱取膝头平，脾病呼时须撮口，三焦客热卧嘻宁。"这里提到的睁眼、擎手、叉手、抱膝、撮口和热卧都是在练习六字诀时所做的肢体动作。在这个时期，发音时不仅有口型动作，而且还伴随有肢体动作，使六字诀在动作上的发展又向前推进了一步。

七是六字诀向动功、静功两个方向发展。在动功方向，明代的《类修要诀》《红炉点雪》《遵生八笺》《夷门广牍》《修龄要旨》以及清代徐文弼的《寿世传真》等，多有诗歌加注形式记述"六字诀"动功内容，只是名称不尽相同，文字也有所差异，如胡文焕的《类修要诀》名为"去病延年六字法"，龚居中的《红炉点雪》与傅仁宇的《审视瑶函》名为"动功六字延寿诀"。在静功方向，自宋代邹朴庵的《玉轴经》提倡的六字呼吸不得闻声以后，六字诀开启了静功锻炼方式。明清时期记载六字诀静功功法的文献不少，如罗洪先的《万寿仙书》、龚廷贤的《寿世保元》、尤乘的《寿世青编》与冯曦的《颐养诠要》等，其中以《寿世青编》最具代表性。《寿世青编》成书于清康熙六年（1667年），书中的"静功六字却病法"基本沿承《玉轴经》，但有所发展。其曰："以六字气诀治五脏六腑之病。其法行时，宜静室中，暖帐厚褥，盘足趺坐……行动功毕，即闭固耳目、口（叩）齿，存想吾身。"此阶段，六字诀调息、调身的内容不断丰富，锻炼方式也出现了动静的分化，为后世六字诀的成熟奠定了基础。

八是六字诀广泛应用于各家各派。自晋代葛洪、南北朝陶弘景记载六字诀以来，除了在道家与医家广泛应用之外，还应用到了佛家修行、武术养生保健等方面；除了作为独立功法之外，还作为一项重要内容应用到了其他功法之中。如前所述，隋代佛教天台宗高僧智颛已将六字诀用于佛学坐禅止观法门。宋代曾慥的《临江仙·八段锦》中，已将六字诀融入其中，作为八段锦的辅助练习。从文献与历史传承来看，易筋经、五禽戏、峨眉庄、太极拳、形意拳、八卦掌等都有六字诀的相关应用，六字诀的影响之深远可见一斑。

新中国的成立，使古老的气功获得了新生，传承千年的六字诀也同样得到了较快发展。马礼堂在跟普照老人学习六字诀的基础上，又根据传统的六字诀文献和自身几十年的练功实践，编创了"六字诀养生法"，用于祛病强身，在社会上有广泛影响。2001年年底，为进一步继承弘扬中国优秀传统文化，更好地满足广大群众强身健体的多元化需要，国家体育总局健身气功管理中心在广泛调研的基础上，决定从挖掘整理民族优秀传统养生健身功法入手，组织专家编创健身气功新功法。于是，严格按照科研课题管理方式编创的"健身气功·六字诀"，2003年一经面世推广就受到海内外民众的广泛欢迎和学练。特别是近年来，通过组织表演展示、开展功法培训、举行学术报告、组织交流赛事、实施技术段位等多种途径，"健身气功·六字诀"这一中华民族优秀的传统体育项目，越发展现出独特的健身价值和文化魅力，成为世界各国民众增进身心健康、了解中国文化的重要选择。

二、历史启示

历史文献资料和现存各种六字诀相关功法内容分析表明，六字诀流传到现在，在功法上已形成了较完整的体系，理论上保持了唐宋以来按中医五行五脏学说来阐述的主体框架，对呼吸口型及发声方法的认识渐趋统一，肢体的动作导引与意念的导引原则上遵循中医气机运行规律。但是，在功法的规范性上尚存有一些问题。如个别字诀（呵、呬）的发音、呼吸发音与肢体导引动作之间的关系等，尚缺乏统一的科学论证。正是在此基础上，健身气功·六字诀课题组作了进一步的规范化研究和论证，规范了六字诀的脏腑归属、习练顺序、读音、口型、发声与否、动作导引等方面的内容。

（一）六字的脏腑对应

《养性延命录·服气疗病篇》所载六字与脏腑的对应关系，和唐代孙思邈所著《备急千金要方》卷二十七中养性之调气法相一致，均为：心——吹、呼，肺——嘘，脾——唏，肝——呵，肾——呬，并不同于现代六字诀脏腑配属。隋代高僧智顗在《童蒙止观·治病第九》中记述的脏腑配属已与明清和现代相同。唐代道教学者胡愔的《黄庭内景五脏六腑补泻图》和宋代邹朴庵的《太上玉轴六字气诀》在脏腑归属上的对应关系相同：心——呵，肺——呬，肝——嘘，脾——呼，肾——吹，胆——唏（嘻）。后来的文献在六字与脏腑的对应归属上，大体都沿用了这一论述，只是将胆——嘻改为三焦——嘻。

综合有关文献，根据《河洛精蕴》五音、五行、五脏的论述，我们认为六字诀与脏腑的对应关系应为：呵为舌音，正对应于心——火；呼为喉音，正对应于脾——土；吹为唇音，正对应于肾——水；嘘（嘻）为牙音，正对应于肝（胆）——木；呬为齿音，正对应于肺——金。"嘻"通少阳经脉，既可疏通胆经，又可疏通三焦经脉。中医认为"少阳为枢"，通少阳即可调理全身气机，三焦的作用正是通行全身诸气。因此，在六字的脏腑对应上，"呵——心，呬——肺，嘘——肝，呼——脾，吹——肾，嘻——三焦"是合理而规范的。

（二）六字的习练顺序

在六字的习练顺序上，历史上有代表性的论述主要有三种：一是陶弘景《养性延命录》和孙思邈《备急千金要方》中的记述顺序，二者顺序是一样的，都是吹、呼、嘘、呵、唏、呬，起于心，依五脏五行相克的顺序排列。二是邹朴庵在《太上玉轴六字气诀》中的记述顺序，不仅脏腑归属发生变化，其练习的顺序也相应变化，呈现由相克向相生变化的趋势。只有"呬""嘘"之间还是相克，而且仍起于五行之心火，取先泄心之火毒的意思。三是明清以后基本改为按明代冷谦《修龄要旨》中的《四季却病歌》的记载顺序，是按照四季循环、五行相生顺序来排列的。

第一种是以"疗病"为目的，因此采取五行相克的顺序习练。以后，六字诀的应用逐渐向养生转变，习练顺序也逐渐向相生顺序发展，最后定型为与四季养生法相应的五行相生顺序。

因此，在习练六字诀中，若以治病为主要目的，应以五行相克的顺序习练，呵——呬——嘘——呼——吹——嘻；若以养生为主要目的长期习练，则应按五行相生的顺序，嘘——呵——呼——呬——吹——嘻。健身气功·六字诀用后者。

（三）六字的读音

明清以前，由于没有统一的汉字注音方法，读音主要靠已知的字音互切而说明。这样，就造成了人们对六字诀发音的歧义，出现了"同字不同音、同音不同字"的现象。

从现有文献来看，"六字诀养生法""峨眉派""六字真言"的发音说法，基本概括了六字诀的读音和口型的差异（表1）。

表1 不同六字诀的音韵与口型（汉语拼音）

六字		嘘	呵	呼	呬	吹	嘻（唏）
六字诀养生法	拼音	xū	kē	hū	xià	chuī	xī
	口型	两唇微合，嘴角横绷，略向后用力	口半张，舌尖轻抵下齿，下颌放松	撮口如管状，舌居中央，两侧向上微卷	开口张腭，舌尖轻抵下腭	撮口，两嘴角向后咧，舌尖微向上翘	两唇微启，有嬉笑自得之貌、怡然自得之心
峨眉派	拼音	xū	hā（哈）	无	sī（嘶）	hāi（嗨）	xī
六字真言	拼音	xū	kē	hū	xì	chuī	xī
	口型	自觉上下齿（即门牙）用力，两唇微启	力源于舌根，口自然张开微启	力在喉，口撮突出如管	力源于齿（即两侧上下槽牙），两唇微启，嘴角向后拉	吹音之力在唇的中央部，两唇中央微启	力来自口腔上腔，兼有喉的力量，两唇微张，门牙似扣

其中，"呵"字，"六字诀养生法"读"kē"，"峨眉派"读"hā（哈）"，"六字真言"读"kē"；"呬"字，"六字诀养生法"读"xià"，"峨眉派"读"sī（嘶）"，而"六字真言"读"xì"，差异最大。

课题组在请教我国有关音韵学专家、深入了解六字读音的历史演变概况后，研究认为，"呵"字，应读"hē"。而对"呬"字，认识并不统一，有的专家认为，清代和现代都应读"si"，或四声降调"四sì"，或一声平调"呬sī"；有的专家则认为应读"xì（戏）"，四声降调。

为慎重起见，课题组又进一步查阅了清代江慎修所著《河洛精蕴》的有关论述。在其卷七中"图书为声音之源说"记载："人之言出于喉，掉于舌，触击于牙、齿、唇，以应五行。喉音为土，舌音为火，牙音为木，齿音为金，唇音为水。" 其对发声部位的解释与我国戏曲界专家所说相同。经深入分析研究发现，呼（hū）字正好为喉音，五行属土，对应脾；呵（hē）字正好为舌音，五行属火，对应心；嘘、嘻为牙音，五行属木，对应肝、胆；吹（chuī）字正好为唇音，五行属水，对应肾；呬字读sī则正好为齿音，五行属金，对应肺。这些，恰恰形成了五行、五音、五脏的对应关系，符合传统中医理论。

由此，在"呬字上，课题组确定了si的发音。至于声调，是根据六字诀调息法要求匀细柔长的规律确定为平声sī，与其他五字统一。六字都为清音平声。

（四）六字的口型

在六字读音确定后，由于受地方口音的影响，仍会造成六字诀读音发声的差异。用现代普通话来规范和统一，不失为一种较好的方法。但用特定的口型与气息要求来规范六字诀的吐气发声，更能体现六字诀的内在本质因为不同的口型会产生不同的内外气息，进而影响体内脏腑运动和经络运行状况。

"六字诀养生法"和"六字真言"都曾强调口型准确的重要性。"六字诀养生法"中讲："脏腑的内部运动和经络的运行受人体内外不同作用力的影响，而呼气时用不同的口型可以使唇、舌、齿、喉产生不同的形状和位置，从而造成胸腔、腹腔不同的内在压力，影响不同脏腑的气血运行，从而取得治病健身的效果。""六字真言"中要求，吐字时要体会"着力点"："口腔内不同部位的力发出不同的声音，这个部位就是着力点。着力点的规定不是要求练功者用力发音，而是要求练功者在练习中逐渐悟出这个点，自觉感受这个点，自然随和这个点，以保证发音的准确性与内脏和谐共振。"

课题组用以上唇齿舌喉牙、五行五音的系统原则对六字的口型与气息要点进行了规范化探索（表2），进而使六字诀的读音和口型更加完善。

第一章 健身气功·六字诀功法概述

表2　六字诀的读音与口型研究结果

六字	嘘	呵	呼	呬	吹	嘻
拼音	xū	hē	hū	sī	chuī	xī
口型	嘴角紧缩后引，槽牙（即磨牙）上下平对、中留缝隙，槽牙与舌边留有空隙	舌体微上拱，舌边轻贴上槽牙	舌体下沉，口唇撮圆正对咽喉	上下门牙对齐、放松，中留狭缝，舌顶下齿后	舌体和嘴角后引，槽牙相对，两唇向后侧拉开收紧，在前面形成狭隙	嘴角放松后引，槽牙上下平对轻轻咬合，整个口腔气息压扁
气息要点	从槽牙间、舌两边的空隙中经过，缓缓而出	从舌上与上腭之间缓缓而出	从喉出，经口腔中部与撮圆的口唇缓缓而出	从齿间扁平送出	从喉出，经舌两边绕舌下，经唇间狭隙缓缓而出	从槽牙边的空隙中经过，缓缓而出
五音	牙	舌	喉	齿	唇	牙
五行	木	火	土	金	水	木
脏腑	肝	心	脾	肺	肾	三焦（胆）

（五）六字诀吐纳法与呼吸法

1. 六字诀吐气有声与无声

历史文献研究发现，六字诀的吐纳法为鼻纳口吐。但在吐气时是否出声的问题上，认识各不相同。陶弘景、孙思邈等多主张六字诀练习要

"气声逐字"，是出声的。而胡愔、邹朴庵等多改为呼吸皆应令"耳不得闻其声"。马礼堂"六字诀养生法"认为，临床应用时发声比不发声收效快，只有发声才能区分宫、商、角、徵、羽，才能配合五脏更好地治病，并称其为"风呼吸"。但同时也要求"初学者，一定要出声，便于气机通畅和掌握口型；等口型正确、腹式呼吸练熟了，自然呼吸深长……真气调动起来，水到渠成，就不期然而然地不出声了"。

课题组认为，吐气出声法主要应用于治疗疾病，"吐气无声"则是治病与养生相结合并向养生应用转变。古人常称六字诀为"六字气""六气诀"或"六字气诀"。这说明，气息为六字吐气时的关键，而不是声音。发声是气息由慢变急、由清变浊的表现，中医认为它偏重于泻法的作用。

另外，是否出声还与是否配合动作及导引动作的特性有关。动作有力、转折停顿明显的，自然应以出声为好，像武术家对六字诀等声法的运用；而静功或动作舒缓、圆转自然者，则应以不出声为好。具体运用上应区别对待，辨证施功。

总括而言，六字诀的发音有三种方式，一是发出声音，二是发出微弱声音，三是完全不发声音。发出声音，相当于念嘘、呵、呼、呬、吹、嘻6个字，声音比较响亮。这种发音是实音，运用气息较多，发音的音量相当于日常说话的中等音量。发出微弱声音，这种发音是虚音，其声音是呼出的气息经过特定口型时与唇齿等形成冲击和共鸣而发出的。这种发音的六字诀要特别注意发音时的口型，口型一定要保持与大声发音相同，不然就相当于发错了音。完全不发声音，呼气时做出正确的口型，但完全不发出声音。这种呼吸锻炼方法的操作特点是将呼出的气息量控制到特别小，而且柔和舒缓，乃至于气息经过特定口型时形不成冲击与共鸣。这种完全不发音的六字诀练习起来非常舒适，较适用于养生。

这三种方式的六字诀呼吸锻炼都应该掌握，各有各的用处。对于健身气功・六字诀而言，根据习练对象的不同，要求并不一样。在锻炼的顺序上，可以先出声、后小声、再无声。首先练习发出声音的六字诀，以掌握正确的口型，防止憋气；然后，在口型已经熟练掌握的基础上，将声音变小，以锻炼气息的调控为主；最后，在口型与气息都已经把握自如的基础上，将发声音变为无声音，以体会六字诀的"此时无声胜有声"之妙。三种锻炼方式循序渐进地掌握以后，再悉心体会内气的运行，可进一步提升练功境界。

2. 六字诀中的呼吸法

传统六字诀文献中，对呼吸法的介绍主要集中在"鼻吸口吐"、吐气有声或无声上，对呼吸方法则很少具体论述。而根据气功养生的基本原则和六字诀要求深长细柔的呼吸要领来分析，应为腹式呼吸。在健身气功・六字诀中，六字的吐气发音过程主要运用逆腹式呼吸方法，配合圆缓的以肚脐为中心的升降开合动作。动作开合与内气的呼吸开合相应，能进一步调动人体内气的平衡，使健身气功・六字诀更具有养生健身的特色。其他动作过程，开始时一般采用自然呼吸，逐步过渡到腹式呼吸。

（六）六字诀中导引动作的配合

先秦时期，六字诀刚刚萌芽，发"嘘"和"吹"的口型是当时最简单的动作。南北朝时期六字诀发音发展为六种，对应六种口型动作。宋代邹朴庵的《太上玉轴六字诀》中记载了叩齿、搅海、咽津等预备功，这些动作多在口腔部位。自北宋曾慥在《道枢·众妙篇》中把呼吸与导引动作结合起来，开创了六字诀向动功方向发展的先河。至明代，已有歌诀形式描述了将吐纳与导引结合起来的六字诀功法，逐步形成了肢体动作配合六字诀吐纳的功法操作。口型动作幅度较小，局限在口腔面部；肢体动作相对较大，配合六字诀吐纳同时进行；预备动作在六字诀正功之前进行。但三者发挥的作用却是一样的，都是为了更好地完成六字诀吐纳发音对人体相关部位的调整作用。

经过对文献及各种实践经验的研究分析，课题组确定了健身气功·六字诀的动作设计原则：（1）应符合六字诀吐纳法对人体气机的调整规律和节律，简洁明了，切实做好吐纳的辅助，而不应是导引与吐纳的简单相加。（2）以健身为主，动作配合上也应与临床治疗相区别，做到舒缓圆活、连绵不断、养练结合。（3）每个字诀的动作特点都要符合它所对应脏腑的气化特点，如肝之升发、肾之闭藏等。在这些原则的指导下，课题组博采众长，在继承的基础上创新，编创了健身气功·六字诀的辅助导引动作。

此次教材编写，在遵循原定动作设计原则基础上，增加了预备式的并步转开步、收式的开步转并步动作，进一步明确了原有个别模糊动作的细化表述，规范了原有动作的关键环节，使整个导引动作更好地辅助并服务于六字诀吐纳法。

第二节　功法特点

　　健身气功·六字诀以人体生命整体观为指导，通过嘘、呵、呼、呬、吹、嘻六种特定的吐气发音，配以肢体、意念之导引，调理五脏六腑，促使气血通畅，可起到通淤导滞、强身益寿的积极作用，其特点有四。

一、吐纳为主，导引为辅

　　呼吸吐纳、吐气发音，是健身气功·六字诀的主要锻炼内容。本功法用鼻纳气、以口吐气，且以吐气为主，正所谓"纳气一者谓吸也，吐气有六者，吹、呼、唏、呵、嘘、呬，皆出气也"。健身气功·六字诀在吐气发音时采用鼻吸口呼的逆腹式呼吸方法，吐出五脏六腑之浊气，吸入天地之清气，吐故而纳新。同时，辅以科学合理的导引动作，将舒缓的动作与呼吸吐纳相配合，内调脏腑，外练筋骨，共同达到内壮脏腑、外健筋骨的养生康复作用。正如东晋著名养生家葛洪所说："明吐纳之道者，则为行气，足以延寿矣；知屈伸之法者，则为导引，可以难老矣。"从三调操作而言，以呼吸吐纳为主，动作导引为辅，是健身气功·六字诀功法操作的最主要特点。形松神静才能使呼吸渐缓、脉搏频率降低，使气机的升降开合调整到最佳状态。如心意过重，导致肢体动作僵硬，必然破坏机体的内部平衡，也就达不到调整气机的作用。因此，吐纳为主、导引为辅的功法特点，是讲两者之间的外导内行、升降开合的有机结合，而不是简单的"吐纳加导引"。习练时只有注意与呼吸吐纳、吐气发声的协调配合，肢体动作做到松、柔、舒、缓，而不破坏呼吸吐纳、吐气发声的深长匀细，方能取得事半功倍之良效。

二、读音口型，系统规范

健身气功·六字诀在呼吸吐纳的同时，注重特定的读音与口型训练，形成分别与人体肝、心、脾、肺、肾、三焦相对应的"xu、he、hu、si、chui、xi"六种特定的读音方法，通过各自不同的读音与口型，引动体内气机的升降、出入、开合的运动变化，以此来调整与控制体内气机运行，进而达到调整脏腑气机平衡的作用，在众多气功功法中独具特色。此外，在六字的读音和口型方面，健身气功·六字诀在总结前人经验的基础上，又作了新的探索和规范，使每个字诀既各具独立性，又与其他字诀之间形成一个完整的整体，各字诀相辅相成，具有系统性。以读音为例，呼（hū）为喉音，五行属土，对应脾；呵（hē）为舌音，五行属火，对应心；嘘、嘻为牙音，五行属木，对应肝、胆（三焦）；吹（chuī）为唇音，五行属水，对应肾；呬（sī）为齿音，五行属金，对应肺，形成了五行、五音、五脏的对应关系。因此，系统规范的读音与口型训练，是健身气功·六字诀功法操作的突出特点。

三、有声无声，各有其用

　　健身气功·六字诀在吐气读音的功法操作中，对于是否发出声音有着非常明确的区分。如前所述，健身气功·六字诀的发音有三种方式，大声、小声与无声，这三种方式的六字诀呼吸锻炼都应该掌握，各有各的用处。对于健身气功·六字诀的初学者，首先练习发大声的六字诀，以掌握正确的口型；然后，在口型已经熟练掌握的基础上，将声音改为小声，以锻炼气息的调控；最后，在口型与气息都已经把握自如的基础上，将发音变为无音，以体验体内气机运行变化，体会六字诀"此时无声胜有声"之妙。发声是气息由慢变急、由清变浊的表现，中医认为它偏重于泻法的作用，对于身体壮实者和实证者可以发声为主进行调理，而对于身体虚弱和虚证人群，则应以不发声锻炼为主。三种锻炼方式循序渐进地掌握以后，在悉心体会内气运行时，还会自然而然地忽略口型，进入以心发声、以意驭气的练功阶段。

四、舒缓圆活，动静结合

　　健身气功·六字诀的肢体动作舒展大方、缓慢柔和、圆转如意，如行云流水、婉转连绵，似人在气中、气在人中，表现出独特的宁静、柔和、朴实和充实之美。肢体动作与呼吸吐纳、吐气发声相配合，要做到气尽势成，使动作导引的快慢与吐气发音的速度一致，并受吐气发音的支配。本功法在吐气发声时采用逆腹式呼吸，呼气时小腹自然隆起，吸气时小腹回收，加强了呼吸吐纳的功能。在意识上是主动呼气发声，吸气时自然放松，利于神经系统得到最大程度的放松。整个呼吸过程要做到柔细匀长，不憋气，不努气，不强呼硬吸，纯任自然。习练健身气功·六字诀要求神不外驰，集中注意力，以一念代万念，排除外来的一切干扰。同时，也不过分强求入静，可谓是动中求静、以动促静而收健身养生之效。加上开始、结束时的静立养气，又是以静养之气促进人体气血循环畅通，可以说是动中有静、静中有动，动静结合，练养相兼，有效增进身心健康。舒缓圆活、动静结合是习练健身气功·六字诀的基调，其中蕴含着虚实、动静、刚柔以及升降开合等气机变化之理。要做到舒缓圆活、动静结合，关键是要做到心静、气顺、肢柔三个方面。心静即一尘不染，一芥不留，视而不见，听而不闻，直至忘我；气顺即微微绵绵，息息调匀，若无若有，直至忘息、闭定口鼻；肢柔即动中有静，屈伸柔活，毫不用力，升降开合之中气贯四肢。

第三节　功理要旨

六字诀是古人按照脏腑、经络、五行的生克制化规律，通过特定字诀的吐气发音，调理人体五脏六腑功能而创立的一种健身养生方法，历经千百年的理论总结和实践检验而传承至今。健身气功·六字诀是在继承传统六字诀精髓基础上，以当今时代为背景，以民众健康需求为导向，凝聚诸多专家学者集体之智慧编创而成。广泛的群众实践和多学科的科学测试证明，它在祛病强身、养生康复等方面确有独特之功效，现将其功理要旨概述如下，以帮助习练者更好地理解技术内涵、认知功理作用。

一、脏腑归属，生克顺逆

我国医学认为，人与天地自然是一个整体，人的生理活动和健康都会受到自然界五运六气、五行生克等规律的影响。因此，人体的脏腑，如肝、心、脾、肺、肾，与木、火、土、金、水五行的生克制化是相联系的。脏腑的内部活动和经络的气血运行，又受到人体内外的不同作用力的影响，而吐气发声时用不同的口型可以使唇、舌、齿、喉等产生不同的形状和变化，从而造成胸腹内部产生不同的作用力，影响着不同脏腑的功能状态。古人从长期实践中总结出嘘、呵、呼、呬、吹、嘻六个字的口型和发声，分别影响着肝、心、脾、肺、肾和三焦。六字诀吐气发声时，又辅以与所发字诀具有相同作用的肢体导引和意念运用，从而能强化祛病强身之效果。简而言之，健身气功·六字诀通过与肝、心、脾、肺、肾五脏相对应的嘘、呵、呼、呬、吹等字诀不同口型和发声的规律锻炼，可以调节五脏的功能，再加上最后通过嘻字诀来对应调理人体的三焦，使上焦心肺、中焦脾胃、下焦肝肾的气血运行得到强化通调，进而达到调整脏腑、疏通经络、调和气血、平秘阴阳、祛病强身的目的。

健身气功·六字诀是按五行相生的顺序进行练习，偏重于健身养生的功效。肝属木，味酸，念嘘字可疏理肝气；肝为心之母、肾之子，练完嘘字养肝之字诀，按顺序练呵字诀。心属火，味苦，念呵字可降心火补心气；心为肝之子、脾之母，练完养心之呵字诀，再练养脾之呼字诀。脾属土，味甘，调脾用呼字诀，可祛除脾胃积聚风邪之气，又能促进消化功能改善；脾为心之子、肺之母，练完呼字诀接练养肺的呬字诀。肺属金，味辛，养肺用呬字诀，能去肺脏积劳，培补肺气；肺为脾之子、肾之母，练完呬字诀接练养肾的吹字诀。肾属水，味咸，念吹字诀可以固肾强腰；肾为肺之子、肝之母，呬字诀练完即练补肾的吹字诀。最后一个字诀是嘻字诀，能调理三焦之气，补养五脏。三焦，总司人体的气化，是水谷精微生化和水液代谢的通路。念嘻字诀时，面带笑容，发出中和之气，三焦之气自然畅通，使五脏六腑、毛发皮肤都能得到濡养而焕发生机。当然，如功能状态失衡之人用于防治疾病，可依据个人身体健康情况，再选择不同脏腑对应的字诀加以相生相克的重点练习。

　　植物神经系统在维持脏腑的生理活动中起着重要的作用。实验显示，长吸短呼的方法，不仅造成吸气中枢的兴奋优势，而且这种优势能扩散到整个交感神经系统，造成交感神经系统的兴奋优势；反之，长呼短吸的调息方法将造成呼气中枢的兴奋优势，并进而出现副交感神经系统的兴奋优势。由此可见，随着呼吸频率及呼吸方式的不同，机体的植物性神经功能状态亦不相同。鉴于植物性神经系统在机体自我调节功能中的核心地位，调息则可凭借对植物神经系统的作用，将其影响扩大到人体的各个脏腑和器官。现代医学认为，个人意识无法直接影响脏腑器官的活动，患病时只能采用药物或物理手段进行治疗。但实际上，古人发明的六字诀早已巧妙地利用了呼吸的干预作用，通过唇、舌、齿、喉等组合形成不同的呼吸活动形式，间接地对人体肝、心、脾、肺、肾、三焦等脏腑功能产生积极的影响，进而取得祛病强身的效果。因此，健身气功·六字诀祛病延年的作用原理之一，就是通过不同呼吸活动形式的运用，辅以意念活动、肢体动作的协同锻炼，来降低亢进的交感神经活动，增强调整自控能力抑亢助虚，从而恢复和保持植物神经系统的平衡，发挥出强健身心的功效。

二、吐故纳新，平秘阴阳

健身气功·六字诀发音时一般用口呼气，即吐气发音，能够通过口腔呼气，排出体内浊气，疏泄邪气，具有泻实之功；所采用的逆腹式呼吸方法具有培补真气、纳新补虚的作用；再配合相应的动作导引与意念运用，可以起到很好的"虚则补之、实则泻之"的作用，从而达平秘阴阳的效果。以呼字诀为例，中医认为，呼音对应人体脾脏，脾主运化，在志为思。当发呼音吐气时，吐气为泻，可以使人体气机外开，排除体内尤其脾脏之浊气，起到疏泄郁气、加强运化、静神不乱思的作用。当用鼻吸气时，吸气为补，配合逆腹式呼吸，可以吸入外界大自然轻清之气，使人体气机内收，纳新补虚，培补真元。

吐故才能纳新，为了吸入天地之清气，必须首先要吐出脏腑之浊气。如此，在有意吐气发声、强化吐故纳新的作用下，辅以肢体动作、意念运用的配合，人体气血在经络中运行，就像灌溉田园沟渠里面流动的水一样，遇到坑洼必须流满才能前进，遇到阻碍必须要冲开才能通过，持久锻炼自然能产生虚者补之、实者泻之的人体自我修复，恰如孟子所言"气犹水也，盈科而后进"。

人体解剖学告诉我们，深长的腹式呼吸是通过人体横膈肌运动来完成的。横膈肌位于胸廓的底部、肺的下面。腹式呼吸时，吸气则横膈肌收缩下沉，空气被大量吸入；呼气时，横膈肌放松上升，空气也被排除。而横膈肌上下运动1厘米，即可增加肺通气量250～350毫升。健身气功·六字诀采用的逆腹式呼吸方法，由于横膈肌的上下规律运动，不仅大大增加了肺的通气量，加强了呼吸功能，促进了肺循环，而且还对其他脏腑器官产生了温柔的挤压按摩，刺激它们良性运动起来，促进正常的功能运作，增强了机体的自我抗病能力。当然，平秘阴阳的诀窍在于练功要做到率性无为。因为五行生克的制化规律是自然运行的，所以习练健身气功·六字诀时呼吸的长短、动作的快慢、意念的轻重等，均要在无为率性之中自然运用，切不可人为勉强而行之。如逆腹式呼吸时刻意加强吐气发声的长度，此时人体自会出现泻多的问题，并易产生胀满、气滞血瘀等弊端。

需要说明的是，补泻在中医学理论中是相对而言的，而并非绝对概念。以动作外展与内收而言，则外展为泻，内收为补；以意念外散与内聚而言，则外散为泻，内聚为补；以呼吸而言，呼气为泻，吸气为补，以呼气有声无声而言，则有声为泻，无声为补。所谓"阴阳中复有阴阳"，正是这个意思。因此，健身气功·六字诀的虚实补泻，是将呼吸、发音、动作、意念等协同一起而展现的综合作用，这种泻实补虚的作用，可以有效调整习练者的机体，使"虚则补之，实则泻之"，达到"阴平阳秘，精神乃治"的健康状态。

三、气息共振，更易形神

健身气功·六字诀在习练中强调读音与口型的重要性，要求吐音准确，是因为不同口型发不同的读音，不同的音又会产生不同的内外气息变化，带动不同部位尤其是不同的内脏产生共振效应与内在压力，以此调整习练者的形体与内在气机的变化，进而影响体内脏腑气血和经络的运行状况，达到养生防病的目的。不同口型的吐气发音引起不同的脏腑发生共鸣，如此持久锻炼，即可疏通相应脏腑的经络，促进其新陈代谢，加强其活动能量，从而使相应的脏腑得到自动调节。如果吐气的口型不正确，发音必然有所改变，而改变的口型及走调的发音，对人体的肝、心、脾、肺、肾、三焦等脏器是很难有良好调节作用的。所以，在练习健身气功·六字诀中，掌握正确的吐音口型，形成有效的气息共振、脏腑共鸣是十分重要的。

以"嘘"字音为例，xū，属牙音，正确的"嘘"字吐气口型应是双唇和齿微张，有横绷之力，使嘴角后引，口唇呈"扁"状，槽牙上下平对而中间留有空隙，舌尖向前放平，两边向中间微微卷起，舌体微微后缩，舌两边与槽牙之间也留有空隙。在发"嘘"音时，体会到气息从槽牙间、舌两边的空隙中经过两嘴角而呼出体外，如果在舌前部的两边有振动或发热或凉或痒等感觉，这时的口型就是正确的。中医认为，舌两边属肝，长期这样练习，就可以引动肝脏内在气机的变化。

四、调节神志，纾解情绪

《黄帝内经》指出："恬淡虚无，真气从之，精神内守，病安从来。"意思是说，人若能保持安静愉快的心情，精神固守于内，人体的一切机能都会正常发挥作用而不受干扰，就不会生病。人是一个开放而复杂的巨系统，七情六欲，人皆有之，属于正常的精神活动，有益于身心健康，但突然、强烈或长期持久的情志刺激，一旦超越了自身的正常生理和心理适应能力，就会引起人体阴阳失衡，损害机体的脏腑精气，导致或诱发疾病的产生。中医认为，情志生于五脏，五脏之间生理上有生克关系，病理上有乘侮关系，故情志之间也存在这种关系。因此，可用情志的生克制化关系来调整情绪，达到防病祛疾的目的。

健身气功·六字诀的"嘘、呵、呼、呬、吹、嘻"六字，除了对应人体相应脏腑之外，还和人体的神志有对应关系，"嘘、呵、呼、呬、吹"五字分别对应"魂、神、意、魄、志"五神和"怒、喜、思、悲、恐"五志，对人体神志和情绪有重要的调控作用，可以作用于人的心身两方面，可以帮助现代人有效抵抗多种心身健康的威胁。《黄帝内经》记载有"怒伤肝，悲胜怒""喜伤心，恐胜喜""思伤脾，怒胜思""忧伤肺，喜胜忧""恐伤肾，思胜悲"等情志相生相克的理论。医家又言：情可致病，亦可治病。习练者如果要调整情绪，可用念六字诀中针对相应脏器字诀的方法进行自我调节。如怒为肝志，属木，对应口诀为"嘘"。在日常生活中经常会碰见"郁怒"的情况，即敢怒不敢言的情况。肝郁气滞，如不舒畅，久必成病，可用六字诀中的"嘘"字诀，调畅肝气。如因故"大怒"引起肝气横逆上冲而引动心火，可念"嘘"字诀及"呵"字诀（心）以平抑肝气、清泻心火，这就是母子同调，可调节神志，纾解情绪。学练健身气功·六字诀需特别注重涵养道德和强化自身修养，如此可以有效锻炼情绪的可控性，增强意识的自控能力，进而促使习练者运用心平气和的情绪状态，强化对人体真气的统帅作用，对防治身心疾病、提升整体健康水平具有积极作用。

第四节　健身效果

健康是人类生存发展的基本要素，也是人类最关心的永恒话题之一。世界卫生组织指出："健康不仅仅是没有疾病和虚弱，而且是生理、心理和社会上的完好状态，个体的健康应该是生理健康、心理健康和社会健康的总和。"我们每个人都有维护自身和他人健康的责任，健康的生活方式能够维护和促进自身健康。数以百万计的群众练功实践与科学研究表明，习练健身气功·六字诀对提高习练人群的生理健康、心理健康和社会适应与健康等均具有明显作用。

一、提高生理机能

人的生理机能是人体在新陈代谢作用下各个器官系统工作的能力，包括人体各器官系统发育是否良好、功能是否健全、运转是否自如等，是衡量人体是否健康的重要标志，常见的衡量指标有血压、脉搏、肺活量等。大量研究发现，习练健身气功·六字诀能够增强各器官系统的功能，提高人体的生理机能。研究显示，习练健身气功·六字诀6个月后，习练人群心血管功能指标中的收缩压、舒张压、心率、简易心功能、布兰奇心功能指数均有明显的改善，简易呼吸功能和平衡功能也有明显的改善。有学者观察健身气功·六字诀练习前后的心率、血压、肺活量、时间肺活量、肺活量/体重指数等数据的变化，发现4个月坚持练习对提高大学生的心肺功能有很好的效果，尤其是对呼吸机能有很好的锻炼价值。

体质是评价健康的一个综合指标，是指机体有效与高效执行自身机能的能力，它是遗传性和获得性基础上表现出来的人体形态结构、生理机能和心理因素综合的相对稳定的特征。体质测量常用身体形态、机能、素质和运动能力来测量。国内外大量的研究表明，合理有效的健身运动可以改善各项体质参数指标。有学者观察了健身气功·六字诀对大学生身体形态、机能和素质的影响，发现练习16周后，受试大学生的腰围明显减小，BMI（体重指数）降低，心率减缓，肺活量增大，有氧耐力、运动素质、柔韧性和平衡性提高，且四肢肌力有明显的提高。研究表明，经过6个月健身气功·六字诀锻炼，习练人群的身体素质和运动能力指标中快走、握力和侧跳有明显的改善，垂直跳、柔韧性有改善趋势，BMI和体重有下降趋势，尤其是女性群体的变化更为显著。

此外，研究还发现，健身气功·六字诀对大学生的形态、身体素质、心血管功能等身体指标有更明显的改善效果，说明练习健身气功·六字诀可以提高大学生整体机能水平。3个月的健身气功·六字诀练习后，中老年人的身体形态、身体素质、生理机能、血脂四项等指标均有良好改变，心理情感均有积极的影响。

二、增进心理健康

中医学十分重视心理治疗与调节，早在先秦时期的《黄帝内经·素问·阴阳应象大论》就指出"人有五脏化五气，以生喜怒悲忧恐"。《素问·宣明五气篇》指出："肝在志为怒、心在志为喜、脾在志为思、肺在志为悲（忧）、肾在志为恐（惊）。"情志活动产生于脏腑，若七情太过，即情志刺激过重或过久，则会引起躯体的疾病。《黄帝内经·灵枢·口问》认为"悲哀忧愁则心动，心动则五脏六腑皆摇"。在得病过程中，不同的刺激与情志变化，会产生相应的脏腑损害，如"怒伤肝，喜伤心，思伤脾，悲伤肺，恐伤肾"。情志也引发相关的特殊气机变化，《素问·举痛论》对此概括为："怒则气上，喜则气缓，悲则气消，恐则气下，思则气结，惊则气乱。"健身气功·六字诀根据中医五行生克制化理论和天人合一思想，通过正确的口型，利用发音所产生的气流振动激发相应脏腑（肝、心、脾、肺、肾及三焦）产生共振，配以呼吸、意念和肢体导引，促进心理疏导与调适，具有很好的效果。

运动能够改善不良情绪，已得到了许多研究者的认同。医学界普遍认为，特定的身体活动可以作为治疗焦虑症和抑郁症的手段。有研究显示，习练气功能使人个性优化、情绪稳定、应激状态缓解，说明练气功能改善人的心理状态。通过焦虑自评量表（SAS）的调查表明，习练健身气功·六字诀有助于缓解中老年人的忧郁苦闷情绪和心境，还可提高中老年人对生活的兴趣、活动愿望、活动能力，除去失望、悲观以及忧郁相联系的其他感知问题。通过抑郁自评量表（SDS）的调查显示，习练健身气功·六字诀对于消除中老年人无法安静休息、神经过敏、紧张等情绪及由此产生的躯体征象（如震颤），以及消除焦虑及惊恐发作、减轻持续的忧虑和各种躯体上的不舒服感有明显促进作用。

研究表明，健身锻炼能使中老年人的躯体、人际关系、抑郁、焦虑、恐怖等心理状况得到明显改善。对症状自评量表（SCL-90）的精神、敌对和强迫等因子得分分析可以看出，习练健身气功·六字诀对于消除中老年人的幻听、思维播散，减少中老年人的敌对表现并促使他们的思想、情感和行为转为良好的状态，改善中老年人的一般感知障碍，如"脑子都变空了""记忆力不行"等症状有积极作用。有学者研究健身气功·六字诀锻炼对中老年人的心理效应，发现中老年人进行为期3个月的练习后，在抑郁、焦虑、自测健康等心理情感方面均显示出积极的变化。另有学者为研究健身气功·六字诀对择期手术患者术前焦虑的影响，将52例择期手术患者随机分为干预组（25例）和对照组（27例），对照组采用常规护理，干预组在常规护理基础上结合六字诀功法锻炼，疗程为手术前3天至手术当日，并分别于术前3天和手术当日进行焦虑量表（STAI）评分，结果发现，干预组患者状态焦虑量表（STAI-S）评分显著降低，对照组降低不明显；且干预组STAI-S评分显著低于对照组，提示健身气功·六字诀功法锻炼能减轻术前患者的焦虑情绪。

三、改善生存质量

生存质量一般又被称为生活质量或生命质量，是对个人或群体所感受到躯体、心理、社会各方面良好适应状态的一个综合测量，包括不同的文化、价值体系中的个体对与他们的目标、期望、标准及与关心事情有关的生活状态的综合满意程度及对个人健康的一般感觉。一般可分为客观的物质生活条件指标与主观的精神感受指标两大部分内容。随着物质生活水平的提高，人们不仅注重延长生命的期限，而且注重提高和改善自身生存的质量。人体是个复杂的巨系统，必须从生理、心理以及社会三维的角度，多层面地优化人体生命活动的整体状态，才能有效提高生存质量。长期坚持习练健身气功·六字诀，对于促进习练人群的身心健康有着深刻而积极的影响，这种影响既表现在躯体机能与身体活动能力方面，又表现在主观感受与保持积极的心境、良好的心态方面。这种身心健康水平的提高，是改善习练者生存质量的核心。

有学者通过对老年人生存质量的研究发现，习练3个月健身气功·六字诀的练功组，其生存质量（生理健康、心理健康）均高于对照组老年人，特别是在总体健康、生命活力、情感角色、精神健康四个方面，均具显著差异（$P<0.01$）。练功组、对照组生存质量总均值分别为88.0和76.5，方差检验$P<0.01$，说明健身气功·六字诀非常有利于促进老年人

的身心健康，能全面提高老年人的生存质量，是适宜中老年人的一种养生保健手段。对有睡眠问题人群练习健身气功·六字诀前后生存质量的8个方面进行研究发现，在身体疼痛、生理功能、精神健康、情感职能等方面效果明显，练功前后生存质量总均值分别为72.0和88.8，具有显著的改善，说明健身气功·六字诀能有效改善失眠人群的生存质量，提高生活水平。

四、防治慢性疾病

慢性非传染性疾病，简称慢性病，是一类病因复杂、缺乏确切传染性生物病因证据、起病隐匿、病程较长且病情迁延不愈的疾病总称。病程长、愈后差、致残率高、并发症多、需长期的康复训练和医护照顾等，是慢性病的普遍特点。随着人类疾病谱与死因谱的变化，当今主要疾病模式已由传统的传染性疾病和营养不良转为慢性疾病，其发病率和死亡率均呈明显上升趋势，严重威胁着人类的身体健康和生活质量，不仅给患者带来身心的痛苦，而且给家庭和社会也造成沉重的负担。大量群众实践和科学研究表明，健身气功·六字诀通过发音锻炼、呼吸吐纳，配合肢体动作和心理调节的整体干预，能够有效地调整人体的身心状态，对一些常见的慢性心身性疾病可以起到很好的缓解或防治作用。

慢性阻塞性肺病是由慢性支气管炎发展而来，是一种具有气流阻塞特征的慢性支气管炎和（或）肺气肿，可进一步发展为肺心病和呼吸衰竭的常见慢性疾病，这种疾病的致残率和病死率很高，40岁以上发病率已高达9%~10%。有学者将42例慢性阻塞性肺病稳定期患者随机分为肺康复组与对照组，其中对照组接受常规健康指导，肺康复组在常规健康指导的基础上进行六字诀练功3个月。练功前后对2组患者进行肺功能和呼吸困难症状的评价比较，结果显示，肺康复组1秒钟用力呼气量、1秒钟用力呼气量百分比预计值、1秒钟用力呼气量/用力肺活量百分比预计值均显著高于对照组（$P<0.05$），而呼吸困难症状级别显著低于对照组（$P<0.05$），说明六字诀呼吸法对改善慢性阻塞性肺病稳定期患者的肺功能和减轻患者呼吸困难症状有积极作用。

失眠症是指对睡眠时间和（或）质量不满足并影响日间社会功能的一种主观体验，常表现为入睡困难、睡眠质量下降和时间减少，记忆力、注意力下降等，严重影响日间生活与工作。研究显示，习练六字诀可调节失眠症状，失眠者练功后睡眠时间有所提高，同时多项失眠相关症状有所改善，且与年龄无关。有学者还发现习练六字诀可提高2型糖尿病伴失眠患者的睡眠质量，辅助治疗中风后睡眠障碍。有专家认为，六字诀将成为今后辅助治疗失眠的重要手段和研究热点之一。

根据中医脏腑相关理论，有学者采用随机对照方法研究六字诀与中医情志疏导法分别对大学生抑郁症者的作用效果。将120例大学生抑郁症者随机分为疏导组和对照组，疏导组采用以六字诀为基础的情志疏导法，对照组采用常规心理指导进行干预，在30天后观察两组的干预效果。结果显示，总有效率疏导组为95.00%，对照组为78.33%，疏导组的总有效率明显高于对照组。研究观察46名月经不调的女大学生，经12周健身气功·六字诀锻炼后，显示有41例月经不调症状消失或改善，总有效率89.1%，其中，18例月经周期异常者有16例症状改善，有效率为89%；15例月经量异常者有14例症状改善，有效率为93%；13例行经期异常者有11例症状改善，有效率为84%。然而，对照组的40名女大学生仅有3例症状改善，有效率为7.5%，其余37例无明显减轻或改善。表明，健身气功·六字诀锻炼可有效改善女大学生月经不调症状。另有研究显示，绝经期的女性坚持练习六字诀可以改善绝经期后的机体状态，升高血清中的雌二醇水平，对防治骨质疏松也有一定效果。

此外，通过组织原发性开角型青光眼患者36例和原发性闭角型青光眼患者40例集中习练24周健身气功·六字诀，与35例原发性开角型青光眼患者和37例原发性闭角型青光眼患者作对照分析发现，两类青光眼患者练功后视野MD、LV、RF均下降，与练功前及对照组比较均具有明显改善（$P<0.05$）。与此同时，两类青光眼患者练功后视觉电生理P100、P50、N95潜伏期提前，波幅升高，与练功前及对照组比较，差异均有统计学意义（$P<0.05$）。说明，健身气功·六字诀对改善青光眼患者的视功能有积极作用。还有学者发现，应用六字诀的嘘字诀对目赤肿痛有一定的调节改善效果。

第二章

健身气功·六字诀功法功理

功理是认识和说明功法所能练到的功境和功效的理论，功法是印证功理所说的功境和功效的方法。功理和功法互为表达、浑然一体，是体悟健身气功、获得身心健康的不二法门。本章主要介绍健身气功·六字诀的功法基础，并从动作说明、呼吸方法、意念活动、技术要点、易犯错误与纠正和功理作用等方面对功法操作做了细致阐述。

第一节　功法基础

功法基础是学练健身气功·六字诀必须掌握的基本功、基本动作和基本技术，其中基本技术又包括调身、调息和调心技术。反复演练和体悟功法基础，可帮助习练者更加精准地学练功法操作、领悟功法要领和文化内涵。

一、手型

手型是指功法练习中特定的拳、掌、指等形态，具有引领动作、强化气血运行的作用。本功法主要包含以下几种手型。

（一）自然掌

五指自然伸直，稍分开，掌心微含（图1）。

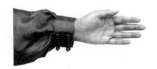

图1

（二）捧掌

两掌小指端相靠，十指并拢，掌心内凹，如捧物状（图2）。

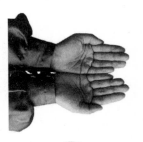

图2

二、步型

步型是指两腿根据不同的姿势，通过髋、膝、踝等关节的屈伸，使下肢呈现出一种静止的姿态，调节身体肌肉骨骼之间力的平衡，可稳固重心，使气血顺达。

（一）并步

两脚并拢，身体直立；两臂垂于体侧，头正颈直；目视前方（图3）。

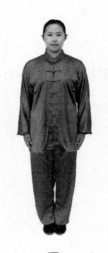

图3

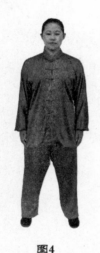

图4

（二）开步

横向开步站立，两脚内侧与肩同宽，两脚尖朝前；头正颈直；目视前下方（图4）。

（三）高马步

开步站立，两脚内侧与肩同宽，两脚尖朝前，两腿略屈膝下蹲，膝盖不超过脚尖；头正颈直；目视前下方（图5）。

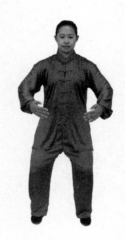

图5

三、呼吸

呼吸是指机体与外界环境之间气体交换的过程。六字诀，古代也称六字气诀，显然具有强调呼吸锻炼的意思，故习练者在功法锻炼时要有意识地注意呼吸的调整，不断地去体会、掌握与自身情况相适应的呼吸方法。根据健身气功·六字诀锻炼的需要，常用的呼吸方法有以下几种。

（一）自然呼吸

自然呼吸是指不改变自己正常的呼吸方式，不加意念支配，顺其自然地呼吸。自然呼吸不是专指某一种具体的呼吸形式，而是泛指所有在没有任何人为因素干扰下的自在性呼吸。对初学者来说，应多采用自然呼吸的方法，以达到不调而自调的作用，呼吸也会逐渐随着练功深入而变得深、细、匀、长起来；如练功伊始就过分注意对呼吸的各种要求，执意刻意调整，反而容易产生不应有的紧张，以致出现呼吸不畅，影响习练效果。

（二）腹式呼吸

练功中通过横膈肌的运动来完成的呼吸为腹式呼吸，分为顺腹式呼吸和逆腹式呼吸两种。

顺腹式呼吸在生理学上也称为等容呼吸，吸气时，腹肌放松，横膈肌随之下降，小腹逐渐隆起；呼气时，腹肌收缩，小幅回缩或稍内凹，横膈肌也随之上升还原。这种呼吸不仅可以加大肺的换气量，而且能对腹腔内脏起到按摩作用。

逆腹式呼吸在生理学上也称为变容呼吸，吸气时，腹肌收缩，小腹回缩或稍内凹，横膈肌随之收缩下降，使腹腔容积变小；呼气时，腹肌放松，小腹隆起，横膈肌上升还原，使腹腔容积变大。逆腹式呼吸对于内脏器官的影响很大，有类似按摩或运动内脏的作用，尤其对于改善肠胃功能、启动气机有较大的帮助。

健身气功·六字诀吐气发音时主要采用逆腹式呼吸。逆腹式呼吸的形成应遵循循序渐进的原则，不可勉强为之。初练逆腹式呼吸时，可以全身放松仰卧于平板床上，将一只手掌覆于肚脐，吸进气时腹部微微内收，呼气时腹部微微隆起，这种呼吸形式就是逆腹式呼吸。如此持久练习一段时间，逆腹式呼吸也就自然形成，并可随时随地采用锻炼。

（三）发音呼吸

发音呼吸是指练功中把发音与呼吸配合起来的呼吸方式。健身气功·六字诀是典型的发音呼吸，通常在一个呼气的同时要求发出嘘（xu）、呵（he）、呼（hu）、呬（si）、吹（chui）、嘻（xi）六个字诀其中的一个字音。这6个字诀的发音都是平声，发音时要拖长音，持续于整个呼气的过程。因此，吐气发音时要特别注意韵母，也就是拖长后的尾音不要"跑调"。正确的发出这6个不同的声音十分重要，如果声音"跑调"，就可能影响不到它们相对应的脏腑，锻炼效果就会大打折扣。

古人云，"气者音之母"。气息是声音的动力，发音的高低强弱、音质的质量等，都和习练者对气息的运用息息相关，因此，掌握好呼吸是正确发音呼吸的重要环节。呼吸发音时，吸气要深长，但不能吸气太急、太满，过多吸气就会造成呼吸器官僵硬，影响后续正常发音；呼气时要平稳均匀慢慢地呼出，不能把气完全吐完，要留有余地，切忌强弱不一致、忽快忽慢、忽轻忽重的呼气。这就要求习练者要有意识地学会控制用气，善于控制气息，逐步做到运用横膈肌来控制呼吸。

吐字、用气、发音要紧密结合在一起。吐气发音时，一定要在正确发音的情况下，注意用气息支持发音，不能只注意呼气而不注意清晰的吐音，也不能只注意正确吐字而忽略控制气息，只有三者协调运动的发音呼吸，才能收到应有的锻炼效应。此外，本功法的呼吸发音还讲究"共鸣"，不同口型的呼吸发音要引起不同脏腑产生共鸣，如此对相应脏腑功能的调整才会产生更加有益的刺激。

（四）停闭呼吸

停闭呼吸是指在呼、吸之间或之后短暂停止片刻后再呼吸的方法。生命在于呼吸，作为呼吸停顿状态的屏息，只能是短暂的一刻，不可能持续过长时间，一次停闭呼吸一般不宜超过2秒钟，其作用是加大对脏腑、肌肉、关节等的刺激强度。健身气功·六字诀在吸与呼之间和两次呼吸之间经常会用到停闭呼吸，习练时需要控制好停闭呼吸的时间长短和节奏，以不紧张、不憋气、毫无勉强为准。

健身气功·六字诀的呼吸锻炼，既要根据自身的肺活量、呼吸频率、练功水平和程度等因素灵活选择适宜的呼吸方法，也要深知深、长、匀、细的逆腹式呼吸是需要有一个不断调整练习的过程，绝不是一蹴而就的，更不能不切实际的盲目追求。呼吸锻炼必须在松静的基础上进行，做到形体放松、心平气和，才能利于气的下沉，容易慢慢达到深、长、匀、细的呼吸要求，才能培育人体真气、促进气血畅通运行。要从自然呼吸调起，在进行自然呼吸时慢慢把意念与呼吸结合起来，随呼吸而出入，做到心安气自调，心静之后呼吸也会逐渐变得深、长、匀、细；如果违背了这个自然规律，就会使得息不调、神不静，甚至出现憋气等现象。要着眼于肢体动作的升降开合集中到呼吸的气息出入节律上，把自己的肢体动作与气息的出入紧密结合起来，这样不但可以收摄心神，而且可以激发真气的产生。发音主要运用逆腹式呼吸，可以采用呼气时关注下丹田的感受训练，逐渐体会逆腹式呼吸的操作，但要严格注意发音口型的正确性。简而言之，呼吸锻炼一定要自然地调整呼吸运动和气息，且不可随意选择与自身水平不相符的呼吸锻炼方法。正如清代李涵虚在《道窍谈》中所言，"一呼一吸名曰一息，须顺其自然，勿听其自然"。需要说明的是，功法技术章节中对各式动作与呼吸的配合只做一般性锻炼提示，如呼吸不顺畅时，应及时采用顺其自然的呼吸方法予以调节。

四、意念

意念的运用是健身气功锻炼的核心环节，因为呼吸吐纳、肢体动作都是在意念的指挥下进行锻炼的。意念运用的基本要求是入静，即思想上进入一种安静的状态。《黄帝内经》曰："恬淡虚无，真气从之。"恬是安静，淡是朴素，虚无则不为物欲所蔽。恬淡以养神，虚无以养志，这就达到了调心入静的目的。健身气功运用意念的方法多种多样，在本功法中常采用以下几种意念方法。

（一）意念身体放松

在保证身形和动作姿势正确的前提下，有意识地放松身体是练功中最基本的内容。从练功一开始，就要精神放松、思想集中、呼吸调匀，同时诱导身体各部位解除紧张状态，逐渐进入一种舒适自然的状态准备练功。练功过程中，不断保持并尽可能地使身体放松的程度加深，既要能解除各种紧张，也要做到松而不懈。这种有意识地放松精神和肢体，就是意念集中的一种表现。

（二）意守身体部位

意守身体部位是指把注意力集中到自己身体的某一部位，但常用的意守部位一般是经络上的穴位。这种把注意力集中到某一穴位上的意守方法，不仅有助于排除杂念、收摄心神，而且由于意守穴位的不同，也可以对身体内部气血的运行、脏腑的功能发挥着不同的调节作用。如意守神阙穴，即肚脐，因此部位系"命蒂所系，呼吸所通，存之可以养育元神，厚肠开窍"，它不仅是元气之根，还由于居人体上下的正中部位，更利于调节人体上下的不平衡。

（三）意想动作过程

在练功过程中意想动作规格是否正确，技术方法是否准确清晰，练功要领是否合乎要求，既可系住念头、集中意念，也有利于正确地掌握功法技术，还可将意念与形体动作相结合，逐步做到形神合一。

（四）意守呼吸

意守呼吸是指练功中有意识地注意呼吸的一种意守方法。把意念与呼吸相结合，细心体会内在气息的调整，具有促进人体气机的升降开合作用和强化真气的生发作用。

（五）意念发音

意念发音是指练功中意识体会发音的一种意守方法。发音可以引动气机的升降开合，将意念集中在嘘（xu）、呵（he）、呼（hu）、呬（si）、吹（chui）、嘻（xi）6种不同的发音上，既可集中注意力、收摄心神，又可通过强化声符共振和良性暗示作用，收到调整相应脏腑功能的效果。

（六）存想

存想是指在放松入静的条件下，运用自我暗示设想某种形象，以集中意念的一种练功方法。存想是以含蓄、间接的暗示方式对人的心理产生影响，再由心理影响生理，达到养生保健的目的。如六字诀吐气发音时，可意念想象随呼气而将相应脏腑的病邪之气排出体外，随吸气而将天地之精华吸入体内。

意念的方法尽管各不相同，但意守原则在习练的各个阶段是基本相同的，如一开一合、一聚一散，似守非守、若有若无，知而不守、神守一如等。意守时不要用意太紧，以免出现口干舌燥等现象。本功法各种意念方法的运用，应根据不同的练功要求、自身的技术水平和练功阶段等进行合理的选择。对于初学者来说，可重点意守发音、动作的过程等，随着练功的深入，逐渐进入似守非守、绵绵若存的境界。需要强调的是，功法技术章节中介绍的各字诀的意念活动，只是从总体上作一般性提示，学练者应视自身实际情况灵活运用。

五、站桩

站桩是指人体保持一定的站立姿势，借助内向性的意念运用，强化人体脏腑、气血、筋骨等功能的一种练功方式。站桩不仅是健身气功·六字诀的基本功，而且是习练者强身壮体、打通关窍、迈向高层次练功阶段的重要方法和途径。学练本功法，需掌握以下几种站桩。

（一）无极桩

古人云，"太极者，无极而生也"。无极桩在本功法锻炼中具有极其重要的地位。练习此桩时，身心处于高度放松状态，形意合一，阴阳相调，是一种平衡身心和谐的内在运动。

1. 动作说明

两脚并步站立，两臂自然垂于体侧，掌心向内贴于大腿外侧；头正颈直，下颌微收，舌须平放，齿唇轻闭；沉肩坠肘，腋下虚掩，含胸拔背，腰腹放松；目视前方（图6）。

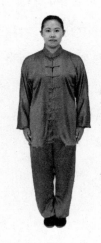

图6

2. 呼吸方法

（1）初练站桩时宜采用自然呼吸。

（2）随着练功水平的提高，自然过渡到腹式呼吸。

3. 意念活动

（1）意念身体各部位的动作规格。

（2）意念周身放松，逐步过渡到意守丹田。

4. 技术要点

（1）虚灵顶劲，正脊松腰，两脚踏平，身体重心落于两脚之间，保持周身中正安舒。

（2）宁静安详，精神集中，呼吸自然，形体放松。

5. 易犯错误与纠正方法

（1）姿势松懈，精神散乱。注意保持虚灵顶劲，下颌微收，尾闾中正，目视前方，注意力集中。

（2）精神紧张，姿态僵硬，两膝过直。注意眉宇要舒展，面部有似笑非笑之意，肩部放松下沉，两膝要似屈非屈。

（3）刻意追求腹式呼吸，产生憋气、头晕等现象。要注意以自然呼吸为主进行锻炼，逐渐加大呼吸的深度，慢慢向腹式呼吸过渡，切忌强求深长，不可呼尽吸尽，要留有余地，以不感到憋气为度。

（4）追求气感，用意过重。站桩练功中出现热、胀、冷、麻、肌肉跳动等现象，是练功产生的正常反应，要顺其自然不予关注。当出现身体晃动或头晕恶心、心慌气短等不良反应时，应及时停止练功，查找原因并修正后，再继续站桩练功。

6. 功理与作用

端正身形，调和呼吸，安定心神，培养元气，调整身心平衡。

（二）抱元桩

抱元桩亦名抱球桩，其内涵丰富，为六字诀学练者重要桩法。两臂体前环抱的高度因人而异，以高不过眉、低不过裆为宜，六字诀练功站桩主要取"与脐同高"。

1. 动作说明

两脚开步站立，脚内侧与肩同宽，脚尖向前，全脚掌踏地，目视前下方。两臂内旋摆至体侧约45°，继而外旋，两掌向前环抱，与脐同高（或在脐腹之间），掌心向内，指尖相对，间距为10～20厘米，呈抱球状；同时屈膝，垂直下坐，膝盖不超过脚尖；保持头正颈直，齿唇轻闭，舌抵上腭，含胸拔背，收腹敛臀，圆裆坐胯，尾闾中正，两膝微屈，似坐非坐；目视前下方或垂帘（图7～图10）。

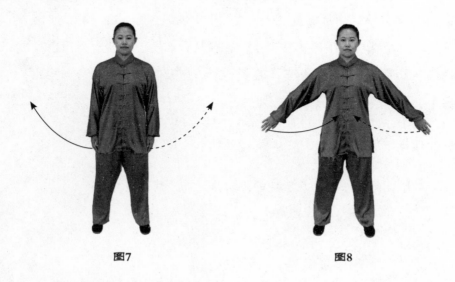

图7   图8

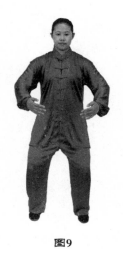
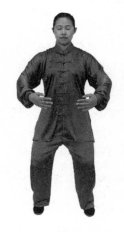

图9   图10

2. 呼吸方法

（1）初学站桩宜采用自然呼吸。

（2）随着练功水平的提高，自然过渡到腹式呼吸。

3. 意念活动

（1）站桩初期以意念端正身形。

（2）随着练功的深入，意守丹田。

4. 技术要点

（1）背部后倚，腋下悬开，两臂环抱掤圆，两掌微张，指间如夹物。坐胯敛臀，如坐高凳。

（2）保持身体中正安舒，百会上领，尾闾下垂，鼻尖对肚脐，肩井穴对涌泉穴。

（3）呼吸调匀，自然舒适，莫忘莫助，绵绵若存。

（4）收视返听，精神内守，气沉丹田，用意要轻，似有似无。

5. 易犯错误与纠正方法

（1）丢顶闭目，耸肩架肘，撅臀跪膝，掌指下垂，脚尖外展。注意虚灵顶劲、尾闾中正，目视前方或垂帘，下颌内收，沉肩坠肘，坐胯敛臀，膝盖不超过脚尖，脚尖正向前。

（2）精神散乱，呼吸短浅，气息上浮。注意力要集中，胸部放松，适当深呼吸3次后，专心凝神于丹田。

（3）追求气感，用意过重。站桩练功中出现热、胀、冷、麻、肌肉跳动等现象，是练功产生的正常反应，要顺其自然，不予关注。当出现身体晃动或头晕恶心、心慌气短等不良反应时，应及时停止练功，查找原因并修正后，再继续站桩练功。始终注意眉宇松展，面部有似笑非笑之意。

6. 功理与作用

可调节呼吸，升清降浊，舒缓筋骨，培补元气，增益气血，养心安神，固本培元，温养丹田之气，疏通人体经络，平衡脏腑阴阳。有助于形成正确的练功身形，换掉、卸掉全身拙力，提升体力。

（三）升降桩

《黄帝内经》认为，人的生命运动在于气的升降开合，"故非出入则无以生长壮老已，非升降则无以生长化收藏"。升降桩主要是以两掌的起落强化气的升降，过程中以腹部的内收和隆起强化气的开合，动中求静，调整气机，优化人体生命状态。

1. 动作说明

动作一：两脚开步站立，脚内侧与肩同宽，脚尖朝前；头正颈直，含胸拔背，沉肩坠肘，两臂自然垂于体侧，松腕舒指，中指腹轻贴裤线；目视前下方（图11）。

动作二：接上式。屈肘，两掌十指相对，间距为10～20厘米，掌心向上，置于小腹前；目视前下方（图12）。

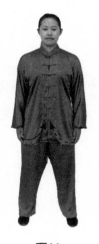

图11

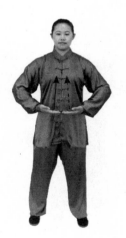

图12

动作三：接上式。两掌缓缓上托至胸前，约与两乳同高；目视前方（图13）。

动作四：接上式。两掌内旋转掌心向下，继而缓缓下按，至小腹部；目视前下方（图14、图15）。

重复动作二至动作四若干遍后，两臂自然下垂，目视前方。

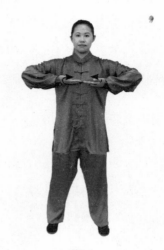

图13

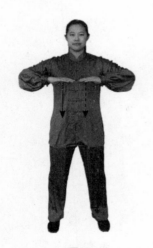

图14

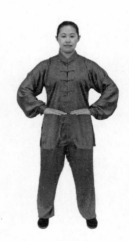

图15

健身气功·六字诀

2. 呼吸方法

（1）两掌上托时自然吸气，下按时自然呼气。

（2）随着练功水平的提高，自然过渡到逆腹式呼吸，吸气时小腹回收，呼气时小腹隆起。

3. 意念活动

（1）初学动作二至动作四时，意在体会呼吸的出入；随着练功水平的提高，意在体会呼吸的升降出入与腹部运动变化的配合上。

（2）动作二至动作四重复做完后，意在丹田。

4. 技术要点

（1）两掌上托时吸气、下按时呼气，一升一降需立身中正、协调配合，形正气顺。

（2）心静体松，呼吸自如；升吸降呼要匀速柔和、绵绵不断、往返循环，使呼吸逐渐变得深、细、匀、长。

5. 易犯错误与纠正方法

（1）呼吸出入与两掌托按配合不协调。注意两掌上托、下按的动作要柔和，并做到气尽势成，使动作的快慢与呼吸的速度一致，并受气的支配。

（2）身形不正，摇头晃脑，立身不稳，注意力不集中。注意保持虚灵顶劲、尾闾中正，身体重心落于两脚之间，将意念集中于体会呼吸与动作的配合上。

6. 功理与作用

改善脏腑功能，调理周身气机，疏通气血经络，促进心肾相交，调整阴阳平衡；能增大肺活量，锻炼形、气、神协调配合，实现健体强身的锻炼目的。

传统气功理论用"百练不如一站"来说明站桩的重要性。站桩不仅能端正身形，增进身心健康，还能让习练者尽快进入练功状态，进而在功法锻炼中保持这种状态持续练功，以取得事半功倍的效果。"欲知拳中髓，首由站桩起"。站桩能让习练者止观内省，放下思想负担，享受当下的祥和与宁静，接近并了解自己的内心，从中体悟练功的奥妙，认知生命的价值。站桩练得越好，就越容易掌握功法要领，从而更好地领悟功法意境，提高练功层次和身心境界。

站桩练功虽然重要，但锻炼要得法。不同的桩法有不同的适用范围，习练者可根据自己的身体状况、练功水平和习惯选择习练。由于习练者的体质和锻炼情况不同，站桩后的练功反应亦不相同。一般情况下，站桩数日即可有热、胀、痒、麻等感觉，身心会感到轻松、愉快等，还可出现腹鸣、放屁等，皆为练功过程中的良性反应，应顺其自然，不可强行抑制。如出现呼吸急促、局部酸痛、过分疲劳等现象，往往是由于身体僵滞、气血不通或锻炼时间过长等原因所致，需注意精神与形体放松，呼吸自然并适当掌握练功时间，这些现象自会消除。站桩的时间、强度同样应根据习练者身体素质及承受能力而定，循序渐进，量力而行，逐渐增加，但不管站多长时间，均应以自身舒适、留有余兴为原则。

健身气功·六字诀

六、发音与口型

六字诀是以不同的声音和气息，影响不同的脏腑达到祛病强身的目的。口型控制着气息的走向，不同的口型产生不同的气息走向，不同的气息走向又影响不同脏腑的气血运行；形成不同的口型，是为了嘘、呵、呼、呬、吹、嘻6种不同的发音，以对应肝、心、脾、肺、肾和三焦这些不同脏腑进行功能调节。如果没有不同的口型，就没有规范的发音，也就失掉了六字诀祛病健身的效能。因此，正确并熟练掌握六字诀的6种不同的发音和口型极为关键。

（一）"嘘"字诀

1. 发音操作

"嘘"字，音xū，平声，属牙音。吐气发音时，先做唇齿微张，发拼音"x（西）"的声音，然后，嘴角略向后用力拉"扁"，接着发"ū（吁）"的声音。

2. 口型操作

"嘘"xū，口型是扁的。吐气发音时，嘴唇和牙齿略微张开，嘴角向后引，口唇压扁横绷；上下牙齿靠近，槽牙上下平对而中留缝隙；舌尖向前放平，舌体微后缩，舌两边与槽牙间亦留空隙（图16）。

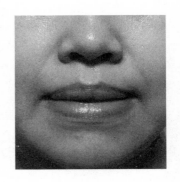

图16

3. 技术要点

（1）吐气发音时，气息主要从槽牙间、舌两边的空隙经嘴角呼出体外。

（2）舌中部略下沉，两边稍用力，上下唇微有震动感。

（3）发音时尾音需拖长音，有低沉、震颤和富有穿透力之感。

4. 易犯错误与纠正方法

（1）口型不扁，气息从两唇中间呼出。注意嘴角要横绷，并用力后引，槽牙上下平对，中留缝隙，槽牙与舌边也留有空隙。

（2）吐气发音忽快忽慢、忽高忽低。注意保持均匀缓慢的呼气速度和正确的口型动作。

（3）发音轻飘，短促无力。注意在保持心静体松的状态下，将发音与深长缓慢的腹式呼吸和气沉丹田进行协同锻炼，以产生相应的声符共振和脏腑共鸣，形成低沉、震颤和富有穿透力的发音。

5. 功理与作用

根据中医藏象理论与五行学说，"嘘"字的发音与人体的肝相对应。肝主疏泄，具有疏通、舒畅、条达以保持全身气机疏通畅达、通而不滞、散而不郁的作用。吐气发"嘘"字音，能泄肝之浊气，调理肝脏功能，缓解心情郁闷等不良情绪。

（二）"呵"字诀

1. 发音操作

"呵"字，音hē，平声，为舌音。吐气发音时，先做唇齿微张，发拼音"h（喝）"的声音，然后，舌尖轻抵下腭，接着发"e（饿）"的声音。

2. 口型操作

"呵"hē，口型是微张的。吐气发音时，口半张，舌体微后缩上拱，舌体两边轻贴上槽牙，舌尖轻抵下腭（图17）。

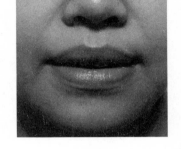

图17

3. 技术要点

（1）吐气发音时，气息从舌面与上腭之间缓缓呼出体外。

（2）口半张，舌尖轻抵下腭，下颌放松。

（3）发音时尾音需拖长音，有低沉、震颤和富有穿透力之感。

4. 易犯错误与纠正方法

（1）口型张开过大或太小。应注意的是，口处于半张状态，舌尖要轻抵下腭。

（2）吐气发音忽快忽慢、忽高忽低。注意保持均匀缓慢的呼气速度和正确的口型动作。

（3）发音轻飘，短促无力。注意在保持心静体松的状态下，将发音与深长缓慢的腹式呼吸和气沉丹田进行协同锻炼，以产生相应的声符共振和脏腑共鸣，形成低沉、震颤和富有穿透力的发音。

5. 功理与作用

根据中医藏象理论与五行学说，"呵"的发音与人体的心相应。心主血脉，藏神志，为五脏六腑之大主、生命之主宰。口吐"呵"字具有泄出心之浊气、调理心脏功能的作用。对心火偏盛的人群，念"呵"字具有清泻心火的作用。

（三）"呼"字诀

1. 发音操作

"呼"字，音hū，平声，为喉音。吐气发音时，先做唇齿微张，发拼音"h（喝）"的声音，然后，口唇撮圆，接着发"u（呜）"的声音。

2. 口型操作

"呼"hū，口型是圆的。吐气发音时，唇齿张开，口唇撮圆似管状，舌平放前伸，同时将舌体微下沉，舌两侧微上卷（图18）。

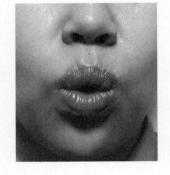

图18

3. 技术要点

（1）吐气发音时，气息在口腔中形成一股中间气流，经撮圆的口唇缓缓呼出体外。

（2）口唇应撮圆似管状，舌居中央、两侧向上微卷。

（3）发音时尾音需拖长音，有低沉、震颤和富有穿透力之感。

4. 易犯错误与纠正方法

（1）口唇扁平。应注意口唇是撮圆如管状。

（2）吐气发音忽快忽慢、忽高忽低。注意保持均匀缓慢的呼气速度和正确的口型动作。

（3）发音轻飘，短促无力。注意在保持心静体松的状态下，将发音与深长缓慢的腹式呼吸和气沉丹田进行协同锻炼，以产生相应的声符共振和脏腑共鸣，形成低沉、震颤和富有穿透力的发音。

5. 功理与作用

根据中医藏象理论与五行学说，"呼"字的发音与人体的脾相应。脾主运化、统血，输布水谷精微，为气血生化之源，人体脏腑百骸皆赖脾以濡养，故有"后天之本"之称。脾的运化功能强健，则机体的消化吸收功能才能健全，才能为化生气、血、津液等提供足够的养料，才能使全身脏腑组织得到充分的营养，以维持正常的生理活动。反之，若脾失健运，则机体的消化吸收功能便因之而失常，就会出现腹胀、便溏、食欲不振，以至倦怠、消瘦和气血不足等病理变化。口吐"呼"字，具有泄出脾胃之浊气、调理脾胃功能的作用。

（四）"呬"字诀

1. 发音操作

"呬"字，音sī，平声，为齿音。吐气发音时，上下门牙对齐，发拼音"sī（四）"的声音。

2. 口型操作

"呬"sī，口型为前齿轻轻咬合。吐气发音时，两唇微张，嘴角微后引，上下门牙对齐并留有缝隙，舌放平前伸，舌尖轻抵下牙内侧（图19）。

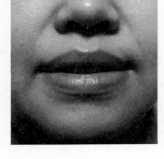

图19

3. 技术要点

（1）吐气发音时，气从上下前齿间的缝隙中缓缓呼出体外。

（2）上下门牙对齐，中间留有狭小的缝隙。

（3）发音时尾音需拖长音，有低沉、震颤和富有穿透力之感。

4. 易犯错误与纠正方法

（1）上下门牙未咬、缝隙较大。可先倒吸气做出发"sī（四）"的样子，然后变吸气为呼气，接着发"sī（四）"的声音，舌尖会感到微有震动、凉丝丝等感觉。

（2）吐气发音忽快忽慢、忽高忽低。注意保持均匀缓慢的呼气速度和正确的口型动作。

（3）发音轻飘，短促无力。注意在保持心静体松的状态下，将发音与深长缓慢的腹式呼吸和气沉丹田进行协同锻炼，以产生相应的声符共振和脏腑共鸣，形成低沉、震颤和富有穿透力的发音。

5. 功理与作用

根据中医藏象理论与五行学说，"呬"字的发音与人体的肺相应。肺主气，司呼吸，助心行血，通调水道。肺通过吸入自然界的清气，呼出体内的浊气，实现体内外气体的交换。肺主一身之气的功能正常，则各脏腑之气旺盛。如果肺气宣降失常，失去行水的职能，水道不调，则可出现水液输布和排泄障碍，如痰饮、水肿等。口吐"呬"字，具有泄出肺之浊气、调理肺脏功能的作用。

（五）"吹"字诀

1. 发音操作

"吹"字，音chuī，平声，为唇音。吐气发音时，首先，两唇和牙齿微张，发拼音"ch（吃）"的声音；紧接着，两唇微闭，发拼音"u（乌）"的声音；然后，两唇再微张，发拼音"ī（衣）"的声音。

2. 口型操作

"吹"chuī，口型为变化的。首先，唇齿微张，舌尖轻抵上齿内侧；然后，两唇微闭，舌尖放平；最后，两唇微张、抿而不合，舌体、嘴角微后引，槽牙相对，两唇向两侧拉开收紧，舌尖轻抵下齿内侧（图20）。

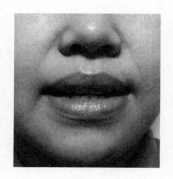

图20

3. 技术要点

（1）吐气发音时，气从舌的两边绕舌下经唇间缓缓呼出体外。

（2）发音口型有变化，是一个动态变化过程。

（3）发音时尾音需拖长音，有低沉、震颤和富有穿透力之感。

4. 易犯错误与纠正方法

（1）发音时口型无转换或转换错误。注意并细心体会口型3个阶段的转换变化。

（2）吐气发音忽快忽慢、忽高忽低。注意保持均匀缓慢的呼气速度和正确的口型动作。

（3）发音轻飘，短促无力。注意在保持心静体松的状态下，将发音与深长缓慢的腹式呼吸和气沉丹田进行协同锻炼，以产生相应的声符共振和脏腑共鸣，形成低沉、震颤和富有穿透力的发音。

5. 功理与作用

根据中医藏象理论与五行学说，"吹"字的发音与人体的肾相应。肾主藏精，主水液，主纳气，为人体脏腑阴阳之本、生命之源，故称为"先天之本"。人体的呼吸运动，虽为肺所主，但吸入之气，必须下归于肾，由肾为之摄纳，呼吸才能通畅、调匀。口吐"吹"字，具有泄出肾之浊气、调理肾脏功能的作用。

（六）"嘻"字诀

1. 发音操作

"嘻"字，音xī，平声，为牙音。吐气发音时，面部呈似笑非笑之态，发拼音"xī（希）"的声音。

2. 口型操作

"嘻"xī，口型是微笑的。吐气发音时，两唇与牙齿微张，嘴角略向后引，槽牙上下轻轻咬合，舌尖轻抵下齿，心情喜悦，面带微笑（图21）。

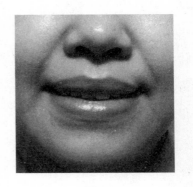

图21

3. 技术要点

（1）吐气发音时，气息主要是从两侧槽牙边的缝隙中慢慢呼出体外。

（2）面部有嬉笑欢乐、喜逐颜开之貌，内心有怡然自得、其乐融融之感。

（3）发音时尾音需拖长音，有低沉、震颤和富有穿透力之感。

4. 易犯错误与纠正方法

（1）发音时面部僵硬或面无嬉笑欢乐之貌。要注意嘴角应向后拉，可先固定好笑嘻嘻的口型后再做吐气发音。

（2）吐气发音忽快忽慢、忽高忽低。注意保持均匀缓慢的呼气速度和正确的口型动作。

（3）发音轻飘，短促无力。注意在保持心静体松的状态下，将发音与深长缓慢的腹式呼吸和气沉丹田进行协同锻炼，以产生相应的声符共振和脏腑共鸣，形成低沉、震颤和富有穿透力的发音。

5. 功理与作用

根据中医藏象理论与五行学说，"嘻"字的发音与人体的三焦相应。三焦是中医藏象学说中一个特有的名词，为六腑之一，包含胸腔和腹腔，是上焦、中焦和下焦的合称。其中，横膈以上为上焦，包括心、肺等；横膈以下至脐为中焦，包括脾、胃等；脐以下为下焦，包括大肠、小肠、膀胱、肝与肾等。口吐"嘻"字，具有疏通上中下三焦、调和全身气机的作用。

正确的口型和发音是健身气功·六字诀取得良好功效的基础和关键。可以用校正读音的方法来达到口型的初步规范，再用规范的口型和发音来导引呼出气体的走向；也可以先做好口型，再用规范的口型和发音来引导气体的走向。初练发音时要出声，目的是使口型正确；当口型掌握准确后，再慢慢由出声到无声，渐达有气无声、呼吸勿使耳闻等要求。每天勤加练习、经常体悟，自然能熟练掌握正确的口型和发音。

第二节 功法操作

健身气功·六字诀是用6个字的不同口型和发音，按照五行相生相克等理论，以呼吸、动作、意念的导引，达到保健身心、祛病强身的目的。故本节从动作说明、呼吸方法、意念活动、技术要点、易犯错误与纠正方法和功理与作用六个方面，依次进行详细阐述。

预备势

1. 动作说明

动作一：两脚并步站立，头正颈直，齿唇轻闭，舌抵上腭，下颌微收；两臂自然垂于体侧，沉肩坠肘，松腕舒指，中指腹轻贴裤线；竖脊含胸，腹部放松；目视前方（图22）。

动作二：随着松腰沉髋，身体重心移至右腿，左脚向左侧开步，两脚内侧约与肩宽，脚尖向前，继而身体重心移至两脚之间；目视前下方（图23）。

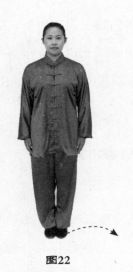

图22

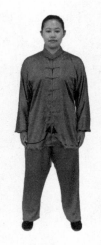

图23

2. 呼吸方法

鼻吸鼻呼，自然呼吸。

3. 意念活动

（1）意念基本姿态与周身放松。

（2）动作二时意守丹田。

4. 技术要点

（1）保持虚领顶劲，面带微笑，竖脊正身，周身中正。

（2）眼睛要精神内敛，神不外驰。

（3）调匀呼吸，呼吸逐步自然过渡到深、长、匀、细的腹式呼吸。

5. 易犯错误与纠正方法

（1）抬头挺胸、塌腰突臀、两膝过直或过曲。要注意保持中正安舒的基本身形，百会虚领，下颌微收，含胸拔背，竖脊松腰，尾闾中正，两膝似屈非屈。

（2）刻意追求深长的腹式呼吸。要注意呼吸始终保持自然舒适，不可强呼硬吸，也不可呼尽吸尽，要留有余地。

（3）杂念太多或散乱。要集中注意力练功，可将意念存于肢体动作或身心放松上。

（4）左脚开步时身体左右倾斜，重心不稳。重心移到右脚后，左脚提起时，从脚跟至脚尖要依次离地，落地时左脚脚尖至脚跟再依次着地，最后在保持两肩齐平的状态下，逐渐转移重心至两脚中间。

6. 功理与作用

（1）端正身形，调匀呼吸，凝神静气，由并步转为开步，使习练者进入练功状态。

（2）舌抵上腭具有沟通任、督二脉，启动气机之作用。意守丹田可起到促进心肾相交、培育元气、养气安神等作用。

起　势

1. 动作说明

动作一：接上式。屈肘抬手，掌心向上，两手在小腹前十指相对，间距约10～20厘米；紧接着，两手体前缓缓上托至胸前，约与两乳同高，掌心向上，掌指自然相对；目视前方（图24、图24侧、图25、图25侧）。

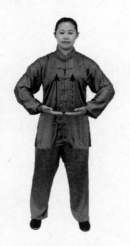

图24

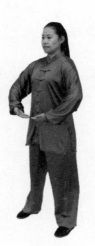

图24侧

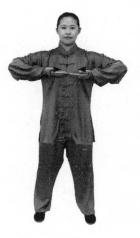

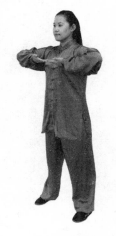

图25　　　　　　　　　　　图25侧

动作二：两手胸前转掌心向下，接着体前缓缓下按，至肚脐前；目视前下方（图26、图26侧、图27、图27侧）。

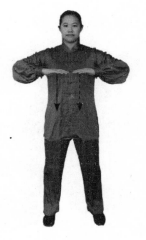

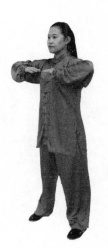

图26　　　　　　　　　　　图26侧

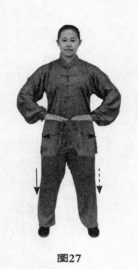

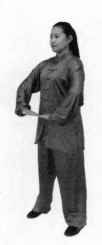

图27   图27侧

动作三：微屈膝下蹲，敛臀坐胯，身体后坐；同时，两掌内旋转掌心向外，缓缓向体前45°拨出，至两臂成圆，指尖斜相对，两掌约与肚脐平（图28、图28侧）。

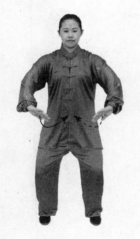

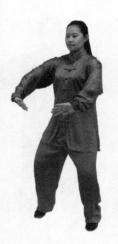

图28   图28侧

动作四：两臂外旋，转掌至掌心向内，指尖斜相对（图29、图29侧）。身体缓慢直起，同时两手缓缓收拢至肚脐前，虎口交叉相握，轻覆于肚脐；静养片刻；目视前下方（图30、图30侧、图30附）。

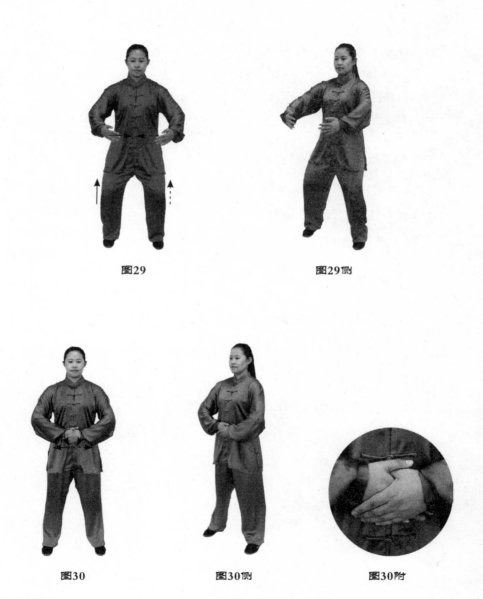

图29   图29侧

图30   图30侧   图30附

71

2. 呼吸方法

（1）鼻吸鼻呼。

（2）两掌上托时吸气，下按、拨出时呼气，收拢时吸气。可采用逆腹式呼吸，吸气时小腹内收，呼气时小腹隆起。

（3）动作四静养片刻时自然呼吸。

3. 意念活动

（1）意念体会呼吸的过程。

（2）呼气体前45°拨掌时，意想体内浊气随呼气排出体外；吸气两掌收拢时，意想天地之清气吸入体内。

（3）动作四静养片刻时意守丹田。

4. 技术要点

（1）两掌的主要动作变化顺序可概括为上托→下按→外拨→内拢四个环节。两掌上托时目视前方，其他环节目光均注视前下方；两掌的转换要圆活连贯、柔和缓慢、自然顺畅。

（2）始终保持身体的中正安舒，重心平稳。

（3）呼吸与动作、意念要协调配合。但要以呼吸操作为主，肢体动作为辅。

5. 易犯错误与纠正方法

（1）两掌上托时，两肘向后、挺胸。要注意在两掌上托时，两臂先微外旋，带动两肘前摆，张肩含胸。

（2）屈膝后坐、体前拨掌时，上身后仰，挺胸凸腹。要注意始终保持正身竖脊，后坐时要注意敛臀坐胯、打开命门，在命门穴微有后靠之意的同时，要注意含胸拔背、两掌微有前撑之力，形成前后的二争力，以保持中正平衡。

（3）两掌轻覆肚脐静养时，两肘后夹，紧抱肚脐。注意两肘应略有外展、含胸虚腋、掌心轻贴肚脐。

6. 功理与作用

（1）通过两掌托、按、拨、拢和呼吸的规律性锻炼，可外导内行，吐故纳新，协调人体"内气"的升、降、开、合，促进全身气血畅旺；进一步调匀呼吸，启动气机，升清降浊，为后续各式的习练做好充分准备。

（2）腰膝关节柔和的节律运动，有利于改善和增强习练者的腰膝关节功能。

第一式　嘘字诀

1. 动作说明

动作一：接上式。两手松开，两掌向后收到腰间两侧，同时，转掌心向上，小指轻贴腰际；目视前下方（图31）。

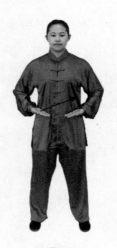

图31

动作二：口吐"嘘"字音；同时，两脚不动，身体左转90°，右掌由腰间缓缓向左前上方穿出，至约与肩同高，掌心斜向上，左掌保持不动；两目渐渐圆睁，目视右掌伸出方向（图32、图32侧、图33、图33侧）。

动作三：右掌沿原路收回腰间；同时身体转回正前方；目视前下方（图34）。

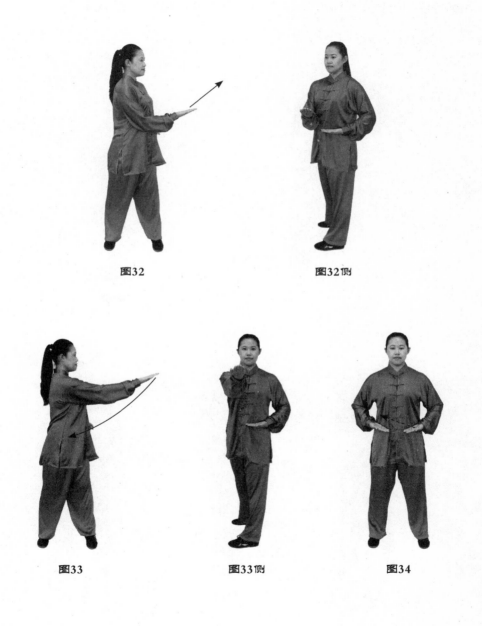

图32　　　　　　　　　　图32侧

图33　　　　　图33侧　　　　图34

动作四：口吐"嘘"字音；同时，身体右转90°，左掌由腰间缓缓向右前上方穿出，至约与肩同高，掌心斜向上，右掌保持不动；两目渐渐圆睁，目视左掌伸出方向（图35、图35侧、图36、图36侧）。

动作五：左掌沿原路收回腰间，同时，身体转回正前方；目视前下方（图37）。

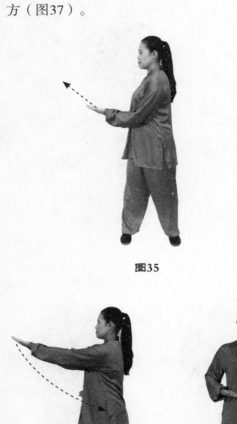

图35

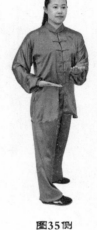

图35侧

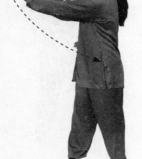

图36

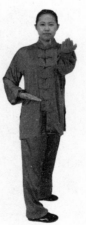

图36侧

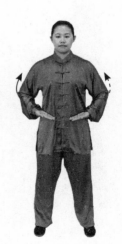

图37

如此左右穿掌各3遍。本式共吐"嘘"字音6次。

2. 呼吸方法

（1）动作二、动作四时采取鼻吸口呼法，穿掌发"嘘"音时用口呼气，收掌时用鼻吸气。吐气发音熟练后可采用逆腹式呼吸法，即发"嘘"音吐气时小腹隆起，收掌吸气时小腹自然缩回。

（2）其余动作采用鼻吸鼻呼的自然呼吸。

3. 意念活动

（1）初学时，可意想口型发音，或意念体会呼吸的出入，或意念集中在动作规格上。

（2）技术熟练后，吐气发"嘘"音时可意想将肝之浊气、邪气吐出体外，收掌吸气时意想将天地之精华吸入体内。

4. 技术要点

（1）发"嘘"音时，嘴角要向后引，口唇要压扁横绷，气息从槽牙间、舌两边的空隙中呼出体外，发声是低沉的、震颤的和富有穿透力的。

（2）身体左、右转动为垂直做水平旋转，应始终保持中正之姿，做到百会上领、立腰竖脊、尾闾中正。穿掌时，身体中轴线保持不变，在向左或向右旋转中身体微有上拔，收掌转正时身体在旋转中缓慢回落。

（3）手掌的主要动作变化顺序可概括为松掌→分掌→穿掌→收掌四步。穿掌时两目渐渐圆睁，目视左或右掌伸出方向，收回时目视前下方。

（4）呼吸吐气宜顺其自然，逐渐过渡到深、长、匀、细状态，遇有呼吸不顺畅、憋气处，应及时运用自然呼吸加以调整，切忌强呼硬吸；

肢体动作宜柔和缓慢，动作转换需圆活轻灵；呼吸与动作的配合应协调一致。

5. 易犯错误与纠正方法

（1）"嘘"字发音和口型不正确。应按照"嘘"字的标准口型和发音反复练习，直至规范。

（2）穿掌、吐气发音不协调。穿掌与吐气发音要注意同始同终、气尽势成。

（3）左右转体时，身体前倾或后坐，或转体未达90°。应注意两脚不动，身体保持垂直做水平旋转，胸口和穿掌手指均应正向左或右侧。

（4）穿掌和收掌时动作路线不正确。穿掌时中指引领，由腰间位置直达与肩同高的位置，切忌向左或右穿掌后，再抬（或落）掌至与肩同高；收掌时手臂放松，以腰带掌按穿掌路线返回腰间。

6. 功理与作用

（1）中医认为，"嘘"字诀与肝相应。口吐"嘘"字，能泄出肝之浊气、调理肝脏功能。"肝开窍于目""肝气通于目，肝和则目能辨五色"，穿掌时配合两目圆睁，还可起到疏肝明目的效果。

（2）左右转体、交替穿掌、眼神变化等，可外导内引，牵拉两胁，疏通肝气，濡养筋脉，使肝气生发，气血调和。

（3）身体左右旋转，横膈肌上下升降，可使人体腰部、膝部和躯干内部的脏腑器官等得到有效锻炼，对优化人体脏腑功能状态、疏通经络特别是人体带脉具有积极作用，可促进全身气机得以顺利升降、脊柱健康得以维护和提升。

第二式　呵字诀

1. 动作说明

动作一：接上式。两掌小指轻贴腰际微上提，指尖向斜下方；目视前下方（图38、图38侧）。屈膝下蹲，同时，两掌缓缓向前下约45°方向插出，至两臂微屈，掌心斜向上；目视两掌（图39、图39侧）。

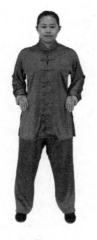

图38

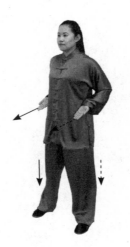

图38侧

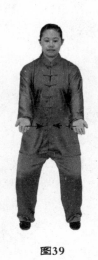

图39

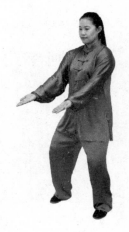

图39侧

　　动作二：微屈肘收臂，两掌小指一侧相靠，掌心向上，成"捧掌"，约与肚脐相平；目视两掌心（图40、图40侧）。两膝缓缓伸直；同时屈肘，两掌捧至胸前，掌心向内，两中指约与下颌同高；目视前下方（图41、图41侧）。

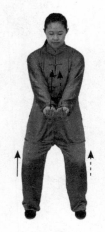

图40

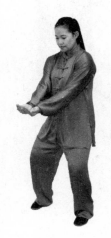

图40侧

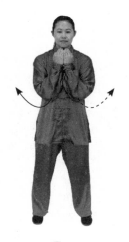

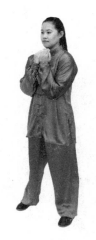

图41   图41侧

　　动作三：两肘外展抬起，至约与肩同高；同时，两掌内旋，转掌指向下，掌背相靠（图42、图42侧）。然后，口吐"呵"字音；同时，两掌沿身体中线缓缓下插至肚脐前，两掌心与肚脐同高；目视前下方（图43、图43侧）。

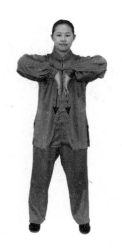
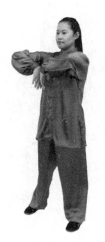

图42   图42侧

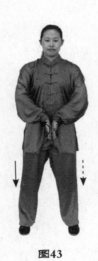

图43

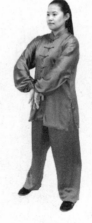

图43侧

　　动作四：微屈膝下蹲；同时，两掌内旋转掌心向外，缓缓向体前45°拨出，至两臂成圆，指尖斜相对，两掌心与肚脐同高；目视前下方（图44、图44侧）。

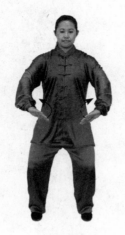

图44

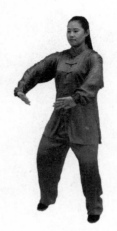

图44侧

动作五：两臂坠肘外旋，两手随之旋腕转掌至掌心向上，合掌于腹前成"捧掌"；目视两掌心（图45～图48、图45侧～图48侧）。两膝缓缓伸直；同时屈肘，两掌捧至胸前，掌心向内，两中指约与下颌同高；目视前下方（图49、图49侧）。

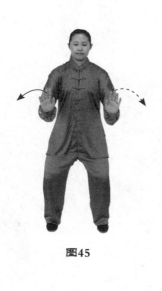
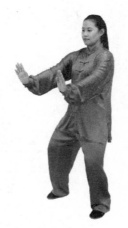

图45 图45侧

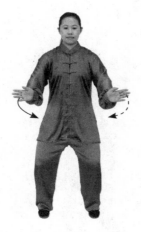
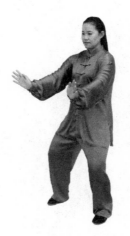

图46 图46侧

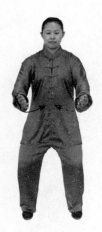
图47

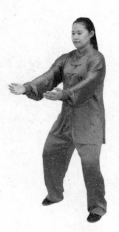
图47侧

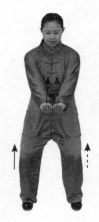
图48

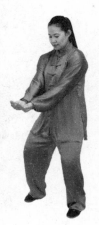
图48侧

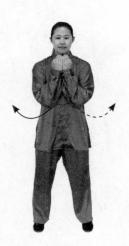
图49

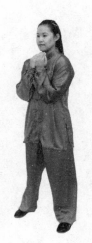
图49侧

动作六：两肘外展抬起至约与肩同高；同时，两掌内旋，转掌指朝下，掌背相靠（图50、图50侧）。然后，口吐"呵"字音；同时，两掌沿身体中线缓缓下插至肚脐前，两掌心与肚脐同高；目视前下方（图51、图51侧）。

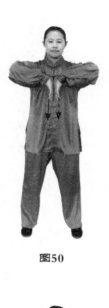

图50

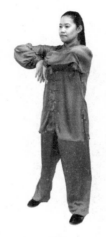

图50侧

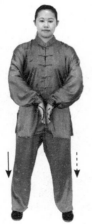

图51

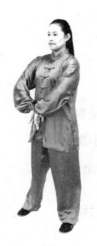

图51侧

第二章 健身气功·六字诀功法功理

85

动作七：微屈膝下蹲；同时，两掌内旋转掌心向外，缓缓向体前45°拨出，至两臂成圆，指尖斜相对，两掌心与肚脐同高；目视前下方（图52、图52侧）。

重复动作五至动作七4遍。本式共吐"呵"字音6次。

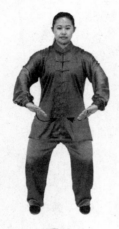

图52

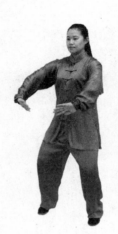

图52侧

2. 呼吸方法

（1）动作三、动作六发"呵"音时用口呼气，动作二、动作五两掌捧至胸前时用鼻吸气，中间过渡动作以自然呼吸为宜。吐气发音熟练后，可采用逆腹式呼吸法，即发"呵"音呼气时小腹自然隆起，捧掌至胸前吸气时小腹回收。

（2）其余动作采用鼻吸鼻呼的自然呼吸。

3. 意念活动

（1）初学时，可意想口型发音，或意念体会呼吸的出入，或意念集中在动作规格上。

（2）技术熟练后，吐气发"呵"音时可意想将心之浊气、邪气吐出体外，捧掌吸气时意想将天地之精华吸入体内。

4. 技术要点

（1）发"呵"音时，口半张，舌尖轻抵下腭，下颌放松，气息主要从舌面与上腭之间缓缓呼出体外，发声是低沉的、震颤的和富有穿透力的。

（2）手掌的主要动作变化顺序可概括为上捧→内旋→下插→外拨→旋腕五步。上下肢动作需协调一致，两掌上捧时膝关节逐渐伸直；两掌内旋、下插时，保持膝关节伸直；两掌外拨时，膝关节慢慢弯曲；两掌旋腕时，膝关节保持弯曲状态，以小指带动旋腕转掌。

（3）呼吸吐气宜顺其自然，逐渐过渡到深、长、匀、细状态，遇有呼吸不顺畅、憋气处应及时运用自然呼吸加以调整，切忌强呼硬吸；肢体动作宜柔和缓慢，动作转换需圆活轻灵；呼吸与动作的配合应协调一致。

5. 易犯错误与纠正方法

（1）"呵"字发音和口型不正确。应按照"呵"字的标准口型和发音反复练习，直至规范。

（2）两掌向下插掌时两腿随之弯曲。要注意向下插掌时两膝需保持伸直状态，且此时百会虚领、带动整个身体有微微上拔之意，与两掌下插之力形成对拉拔伸。

（3）两掌体前45°向外拨掌时，低头缩胸、猫腰撅臀。注意百会始终要有上领之意，同时屈膝、坐胯、敛臀，且躯体微有后靠之劲，与两掌体前外拨形成对拉之力。

（4）两掌捧掌时指间空隙太大，屈肘捧至胸前时手过高且挺胸抬头，外展抬肘时耸肩。注意捧掌时要如捧"金沙"，且能捧得最多"金沙"而不漏掉一粒；两掌捧至胸前时，要注意上臂自然回收、贴身并折叠两肘，使中指与下颌同高，且整个动作要始终注意保持头正颈直、沉肩坠肘、含胸拔背。

（5）插掌、吐气发音不协调。要注意吐气发音与向下插掌同始同终、气尽势成。

6. 功理与作用

（1）中医认为，"呵"字诀与心相应。口吐"呵"字，具有泄出心之浊气、调理心脏功能、促进全身气血循环的作用。

（2）通过捧掌上升、翻掌下插，外导内行，使肾水上升、以制心火，心火下降、以温肾水，促进心肾相交、水火既济，有调理心肾功能、平衡阴阳的功效。

（3）两掌的捧、翻、插、拨和肩、肘、腕、指、膝、胯等各关节柔和连续地旋转、屈伸等运动，既锻炼了上肢、下肢关节的柔韧性、灵活性和协调性，也改善了局部血液循环，调节全身气机，促进气血运行能力。

（4）规律性的呼吸发音练习，有助于横膈肌上下升降运动，使腹腔器官得到有效的挤压和按摩，改善和优化人体脏腑功能状态。

第三式　呼字诀

1. 动作说明

动作一：接上式。前臂外旋，转掌心向内对肚脐，指尖斜相对，五指自然张开，两掌心间距与掌心至肚脐距离相等；目视前下方（图53、图53侧）。

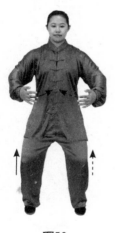

图53

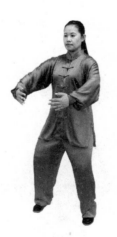

图53侧

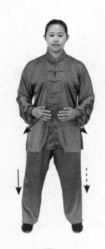

　　动作二：两膝缓缓伸直；同时，两掌缓缓向肚脐方向内收合拢，至肚脐前约10厘米（图54、图54侧）。

　　动作三：口吐"呼"字音；同时，微屈膝下蹲，两掌向外展开至两掌间距与掌心至肚脐距离相等，两臂成圆形；目视前下方（图55、图55侧）。

　　重复动作二至动作三5遍。本式共吐"呼"字音6次。

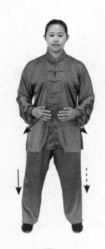
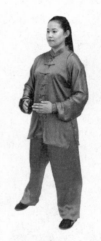

图54　　　　　　　　　　　　　　图54侧

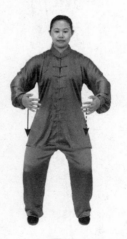
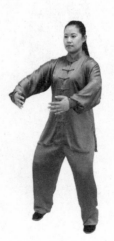

图55　　　　　　　　　　　　　　图55侧

健身气功·六字诀

2. 呼吸方法

（1）动作二两掌向肚脐合拢时用鼻吸气，动作三发"呼"音时用口呼气。吐气发音熟练后，可采用逆腹式呼吸法，即发"呼"音呼气时小腹自然隆起，两掌向肚脐内收合拢时小腹回收。

（2）其余动作采用鼻吸鼻呼的自然呼吸。

3. 意念活动

（1）初学时，可意想口型发音，或意念体会呼吸的出入，或意念集中在动作规格上。

（2）技术熟练后，吐气发"呼"音时可意想将脾之浊气、邪气吐出体外，两掌向肚脐合拢吸气时意想将天地之精华吸入体内。

4. 技术要点

（1）发"呼"音时，口唇撮圆，舌两侧上卷，气息从撮圆的口唇中间呼出体外，发声是低沉的、震颤的和富有穿透力的。

（2）手掌的主要动作变化顺序可概括为内收合拢→外展等距两步。双手掌心与肚脐之间的距离始终为等边三角形，膝关节的屈伸与两掌的外展等距，与两掌的内收合拢协调配合，使升降开合、出入运化有机一体。

（3）两掌内收合拢时，整个身体都向丹田方向收拢；两掌外展吐音时，整个身体要以丹田为中心向外撑开。

（4）呼吸吐气宜顺其自然，逐渐过渡到深、长、匀、细状态，遇有呼吸不顺畅、憋气处应及时运用自然呼吸加以调整，切忌强呼硬吸；肢体动作宜柔和缓慢，动作转换需圆活轻灵；呼吸与动作的配合应协调一致。

5. 易犯错误与纠正方法

（1）"呼"字发音和口型不正确。应按照"呼"字的标准口型和发音反复练习，直至规范。

（2）两掌外展时挺腰凸腹或上身前倾。要注意百会上领与尾闾下垂相结合，两掌外展与松腰敛臀、身体后坐、命门后凸相结合，形成上下、前后对拉拔长。

（3）屈膝下蹲、两掌外展与吐气发音不协调。要注意吐气发音与屈膝下蹲、两掌外展等距要同始同终、气尽势成。

（4）两掌外展等距、内收合拢时，两掌心高于肚脐、未与肚脐成等边三角形。要注意屈膝时两掌向斜下方外展，伸膝时两掌向斜上方内收，同时始终保持两掌心和肚脐的三点等距。

6. 功理与作用

（1）中医认为，"呼"字诀与脾相应。口吐"呼"字，具有泄出脾胃之浊气、调理脾胃功能的作用。

（2）两掌与肚脐的开合鼓荡、外导内行，牵动整个腹腔形成较大幅度的舒缩运动，利于提升脾胃运化功能，增强脾胃血气生化之源的能力，具有改善肠胃蠕动、健脾和胃、消食导滞、防治消化不良等作用。

（3）逆腹式呼吸促进横膈肌规律性的升降运动，能有效挤压和按摩腹腔脏器，改善和优化脏腑功能。

第四式　呬字诀

1. 动作说明

动作一：接上式。两掌自然下落腹前，掌心向上，十指相对；目视前下方（图56、图56侧）。

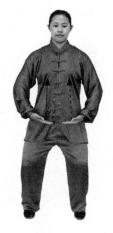

图56

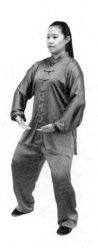

图56侧

动作二：两膝缓缓伸直；同时，两掌缓缓向上托至胸前，约与两乳同高，掌心向上；目视前下方（图57、图57侧）。

动作三：两肘下落，夹肋，两手顺势立掌于肩前，掌心相对，指尖向上（图58、图58侧）。两肩胛骨向脊柱靠拢，展肩扩胸，藏头缩项；目视斜前上方（图59、图59侧、图59背、图60、图60侧、图60背）。

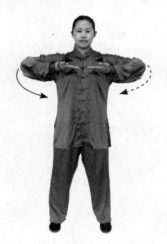

图57

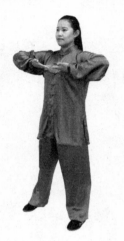

图57侧

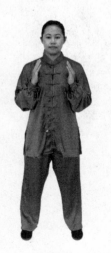

图58

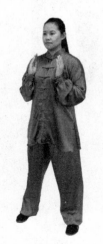

图58侧

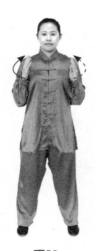 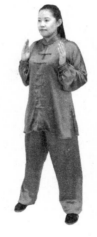 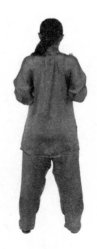

图59   图59侧   图59背

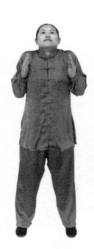 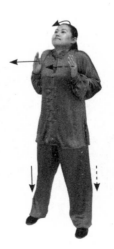 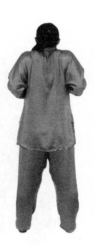

图60   图60侧   图60背

动作四：口吐"呬"字音；同时，微屈膝下蹲；松肩伸项，两掌
缓缓向前平推，逐渐转至掌心向前，屈腕立掌，掌指向上；目视前方
（图61、图61侧、图62、图62侧）。

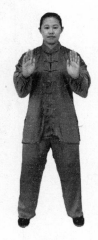

图61

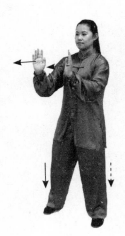

图61侧

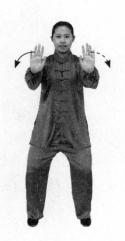

图62

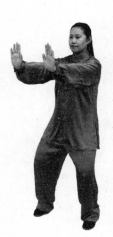

图62侧

动作五：两掌外旋90°，掌心向外，掌指分朝左右；接着，向内屈腕转掌至掌心向内，指尖相对；两腕间距约与肩宽（图63、图63侧、图64、图64侧）。

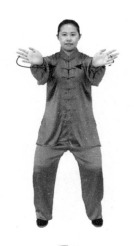

图63

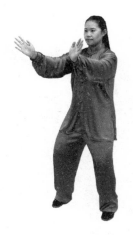

图63侧

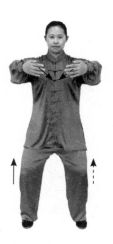

图64

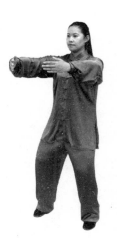

图64侧

动作六：两膝缓缓伸直；同时屈肘，两掌缓缓收拢至胸前约10厘米，指尖相对，掌心向内，约与两乳同高；目视前下方（图65、图65侧）。

动作七：两肘下落，夹肋，两手顺势立掌于肩前，掌心相对，指尖向上（图66、图66侧）。两肩胛骨向脊柱靠拢，展肩扩胸，藏头缩项；目视斜前上方（图67、图67侧、图67背、图68、图68侧、图68背）。

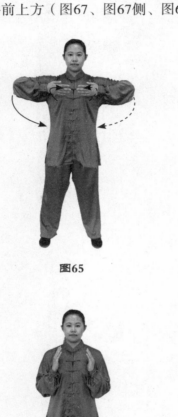

图65

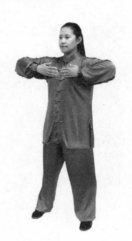

图65侧

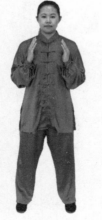

图66

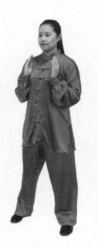

图66侧

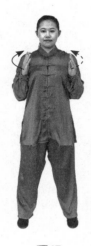

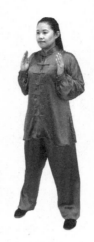
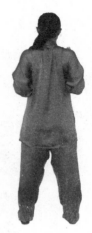

图67　　　　　　　　　图67侧　　　　　　　　　图67背

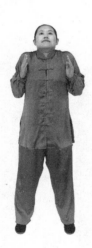
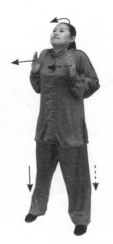
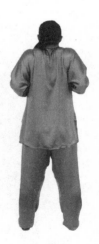

图68　　　　　　　　　图68侧　　　　　　　　　图68背

动作八：口吐"呬"字音；同时，微屈膝下蹲；松肩伸项，两掌缓缓向前平推，逐渐转掌心向前，屈腕立掌，掌指向上；目视前方（图69、图69侧、图70、图70侧）。

重复动作五至动作八4遍。本式共吐"呬"字音6次。

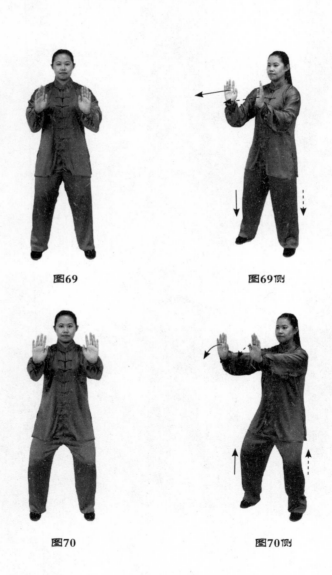

图69　　　　　　　　　　　图69侧

图70　　　　　　　　　　　图70侧

2. 呼吸方法

（1）动作四、动作八发"呬"音时用口呼气，动作六两掌向胸前收拢时用鼻吸气。吐气发音熟练后，可采用逆腹式呼吸法，即发"呬"音呼气时小腹自然隆起，两掌向胸前收拢时小腹回收。

（2）其余动作采用鼻吸鼻呼的自然呼吸。

3. 意念活动

（1）初学时，可意想口型发音，或意念体会呼吸的出入，或意念集中在动作规格上。

（2）技术熟练后，吐气发"呬"音时可意想将肺之浊气、邪气吐出体外，两掌向胸前收拢吸气时意想将天地之精华吸入体内。

4. 技术要点

（1）发"呬"音时，上下门牙对齐，留有狭缝，舌尖轻抵下齿，气息从齿间呼出体外，发声是低沉的、震颤的和富有穿透力的。

（2）手掌的主要动作变化顺序可概括为立掌→前推→转掌→收拢四步。两掌前推时屈膝下蹲，两掌收拢时两膝伸直，升降开合需配合自如、协调一致。

（3）顺势立掌、展肩扩胸、藏头缩项，三个动作逐渐依次收紧。吐气发声推掌时，颈、肩、臂、掌依次节节放松。

（4）呼吸吐气宜顺其自然，逐渐过渡到深、长、匀、细状态。遇有呼吸不顺畅、憋气处，应及时运用自然呼吸加以调整，切忌强呼硬吸。呼吸与动作的配合应协调一致。

5. 易犯错误与纠正方法

（1）"呬"字发音和口型不正确。应按照"呬"字的标准口型和发音反复练习，直至规范。

（2）立掌、展肩扩胸、藏头缩项未按顺序完成。注意先立掌肩前，后展肩扩胸，再藏头缩项，上述动作需依次完成。

（3）展肩扩胸时，两掌位置移动或未保持掌心相对。要注意立掌时需先固定好两掌的位置，并在做展肩扩胸、藏头缩项时始终保持两掌位置不动和掌心相对。

（4）肩胛向脊柱靠拢时耸肩，藏头缩项时头后仰。要注意始终保持在沉肩状态下内收肩胛骨，藏头缩项时需注意下颌微内收，眼视斜前上方。

6. 功理与作用

（1）中医认为，"呬"字诀与肺相应。口吐"呬"字，具有泄出肺之浊气、调理肺脏功能的作用。

（2）展肩扩胸、藏头缩项与松肩推掌的反复交替锻炼，可刺激颈项、肩背部气血活跃，有效缓解颈、肩、背部的肌肉和关节疲劳，防治颈椎病、肩周炎和背部肌肉劳损等病症。

（3）展肩扩胸、藏头缩项结合小腹内收的吸气锻炼，可使丹田之气上升于胸中，与吸入肺部的大自然之清气交融汇合，能有效按摩心肺，强化气血在肺内的充分融合与气体的交换，改善和增强呼吸功能。

第五式　吹字诀

1. 动作说明

动作一：接上式。两膝缓缓伸直；同时两掌前推，随后松腕伸掌，指尖向前，掌心向下，与肩同高（图71、图71侧）。

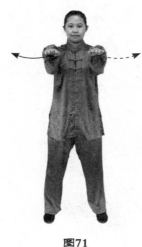

图71

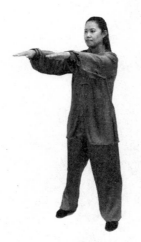

图71侧

动作二：两臂向左右水平外展成侧平举，掌心斜向后，指尖向外（图72、图72侧）。

动作三：两掌向后划弧至腰部，屈肘，掌心轻贴腰眼，指尖斜向下；目视前下方（图73、图73侧、图74、图74侧、图74背）。

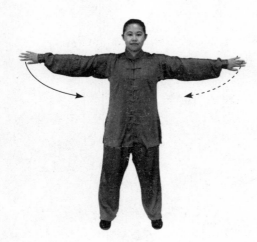

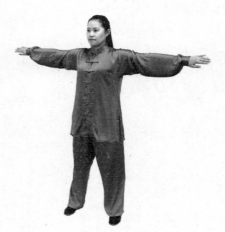

图72　　　　　　　　　　　　图72侧

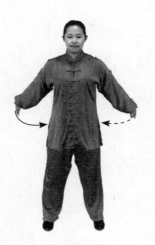

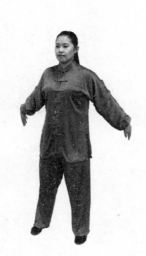

图73　　　　　　　　　　　　图73侧

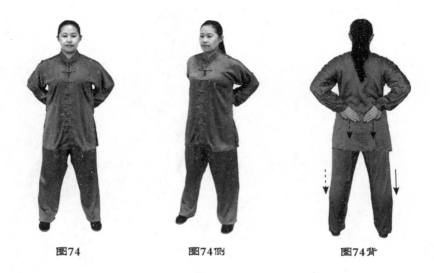

图74　　　　　　　　图74侧　　　　　　　　图74背

　　动作四：口吐"吹"字音；同时，微屈膝下蹲；两掌向下沿腰骶、两大腿外侧下滑，后屈肘提臂于腹前，掌心相对，指尖向前，约与脐平；目视前下方（图75～图77、图75背、图76侧、图76背、图77侧）。

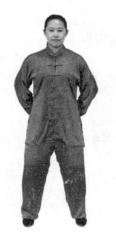

图75

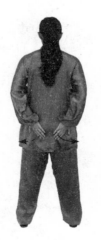

图75背

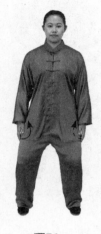

图76

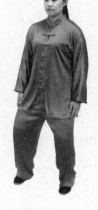

图76侧

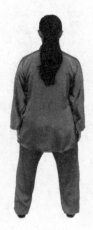

图76背

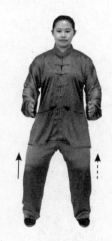

图77

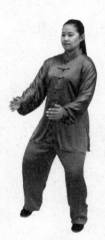

图77侧

动作五：两膝缓缓伸直；同时，两掌缓缓收回，轻抚腹部，指尖斜向下，虎口相对；目视前下方（图78）。

动作六：两掌沿带脉向后摩运（图79）。

动作七：两掌至后腰部，掌心轻贴腰眼，指尖斜向下；目视前下方（图80、图80背）。

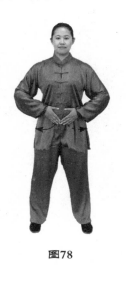

图78

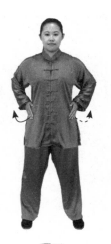

图79

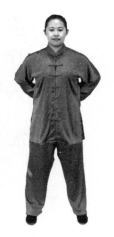

图80

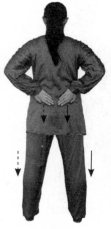

图80背

动作八：口吐"吹"字音；同时，微屈膝下蹲；两掌向下沿腰骶、两大腿外侧下滑，后屈肘提臂于腹前，掌心相对，指尖向前，约与脐平；目视前下方（图81～图83、图81背、图82侧、图82背、图83侧）。

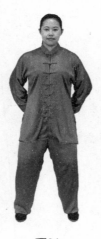

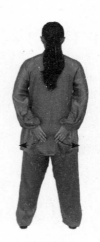

图81　　　　　　　　　　　图81背

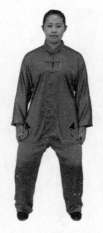
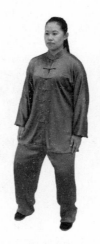
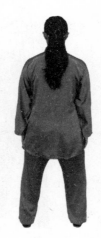

图82　　　　　　　图82侧　　　　　　图82背

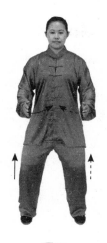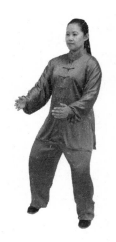

图83   图83侧

重复动作五至动作八4遍。本式共吐"吹"字音6次。

2. 呼吸方法

（1）动作四、动作八两掌沿腰骶下滑发"吹"音时，用口呼气；动作五两掌收回时，用鼻吸气。吐气发音熟练后，可采用逆腹式呼吸法，即发"吹"音呼气时小腹自然隆起，两掌收回时小腹回收。

（2）其余动作采用鼻吸鼻呼的自然呼吸。

3. 意念活动

（1）初学时，可意想口型发音，或意念体会呼吸的出入，或意念集中在动作规格上。

（2）技术熟练后，吐气发"吹"音时可意想将肾之浊气、邪气吐出体外，两掌收回吸气时意想将天地之精华吸入体内。

4. 技术要点

（1）发"吹"音时，首先是两唇和牙齿微张，舌尖轻抵上齿内侧，发"ch（吃）"的声音；其次是两唇微闭，舌尖放平，发"u（乌）"的声音；最后是两唇再微张，嘴角微后引，舌尖轻抵下齿内侧，发"ī（衣）"的声音。气从舌两边绕舌下，经唇间缓缓呼出体外；发声是低沉的、震颤的和富有穿透力的。

（2）手掌的主要动作变化顺序可概括为下滑→上抬→抚腹→摩带脉四步。屈膝下蹲，两掌沿腰骶、两腿外侧下滑；屈肘提臂于腹前时，动作衔接要自然顺畅、不僵硬，有滑落之感。

（3）两掌屈肘提臂时，前臂抬起需放松，同时腋下虚空；提臂于腹前时，两掌掌心相对，指尖朝前，手指放松，与肩同宽，与脐同高。

（4）呼吸吐气宜顺其自然，逐渐过渡到深、长、匀、细状态，遇有呼吸不顺畅、憋气处应及时运用自然呼吸加以调整，切忌强呼硬吸。呼吸与动作的配合应协调一致。

5. 易犯错误与纠正方法

（1）"吹"字发音和口型不正确。应按照"吹"字的标准口型和发音反复练习，直至规范。

（2）两掌左右分开成侧平举时，掌心未斜向后。要注意两掌向左右分开时，两臂微内旋向后弧形拢气，逐渐转手心向斜后。

（3）提臂于腹前时，两手劳宫穴高于肚脐。要注意屈膝下蹲、两掌下滑、中指指尖贴裤缝后，或两掌下滑至手臂伸直时，上臂基本保持不动，屈肘向前抬前臂，抬至约与地面平行即可。

（4）两掌屈肘提臂于腹前后，形成"抱圆"的动作。要注意屈肘提臂至腹前后，两掌掌心相对，指尖向前。

6. 功理与作用

（1）中医认为，"吹"字诀与肾相应。口吐"吹"字，具有泄出肾之浊气、调理肾脏功能的作用。

（2）腰为肾之府，肾藏精，主水液代谢之平衡。肾位于腰部脊柱两侧，腰部功能的强弱与肾气的盛衰息息相关。本式动作通过两手对腰腹部的摩按，可促使腰部气血旺盛，具有运转肾气、强腰壮肾、调节人体水液平衡和预防衰老等作用。

（3）两掌掌心轻贴腰眼，能够激发命门之火，利于推动肾的功能作用，促使命门元气与胸中之宗气相辅相成、相互为用，充分发挥"肾为气之母""肾主纳气"等作用。

（4）双手摩运带脉，可增强带脉总束诸脉之功能，能够健运腰腹、通利下肢，强化对人体纵行诸多经脉的协调和柔顺作用。

第二章 健身气功·六字诀功法功理

第六式　嘻字诀

1. 动作说明

动作一：接上式。两掌环抱，自然下落于腹前，掌心向上，指尖相对；目视前下方（图84、图84侧）。两掌内旋至掌背相对，掌心分向左右，指尖向下；目视两掌（图85、图85侧）。

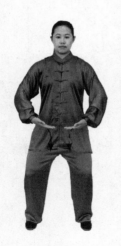

图84

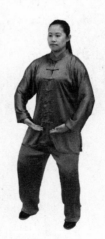

图84侧

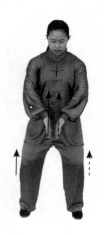
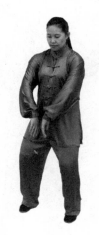

图85 图85侧

动作二：两膝缓缓伸直；同时，提肘带手，经体前上提至胸，肘约与肩同高，掌背相靠（图86、图86侧）。随后，两手继续上提至面前，分掌、外开、上举，两上臂成水平，两前臂分别斜向上、向外约45°，掌心斜向上；目视前上方（图87、图87侧）。

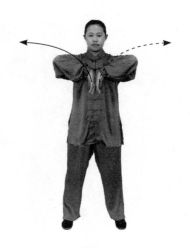
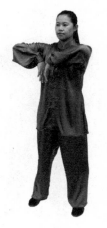

图86 图86侧

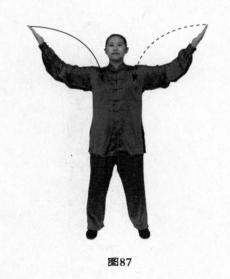

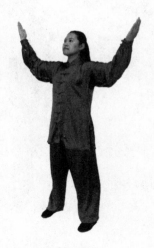

图87   图87侧

动作三：屈肘，两手经面部前回收至胸前，肘、手水平，约与肩同高，指尖相对，掌心向下；目视前下方（图88、图88侧）。

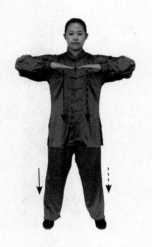

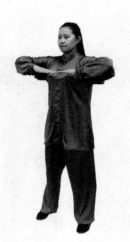

图88   图88侧

动作四：口吐"嘻"字音；同时，微屈膝下蹲；两掌缓缓下按至肚脐前（图89、图89侧），两掌继续向下、向左右外分至左右髋旁约15厘米处，掌心向外，指尖向下；目视前下方（图90、图90侧）。

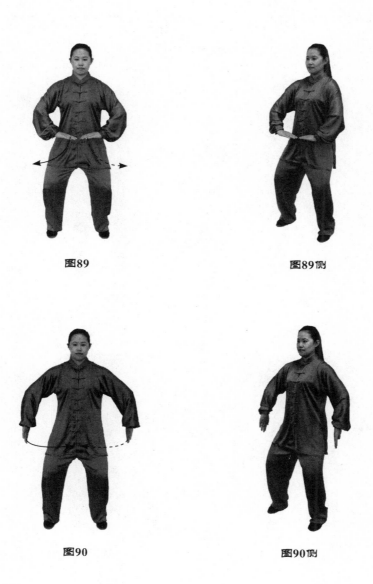

图89　　　　　　　　　　　　　图89侧

图90　　　　　　　　　　　　　图90侧

动作五：两掌下落，至两掌掌背相对合于小腹前，掌心分别朝向左右，指尖向下；目视两掌（图91、图91侧）。

动作六：两膝缓缓伸直；同时，提肘带手，经体前上提至胸，肘约与肩同高，掌背相靠（图92、图92侧）。随后，两手继续上提至面前，分掌、外开、上举，两上臂成水平，两前臂分别斜向上、向外摆至与上臂成135°，掌心斜向上；目视前上方（图93、图93侧）。

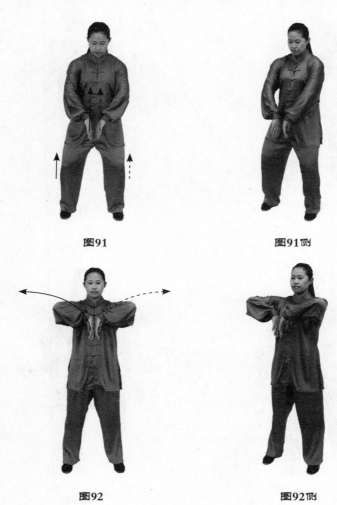

图91　　　　　　　　　　图91侧

图92　　　　　　　　　　图92侧

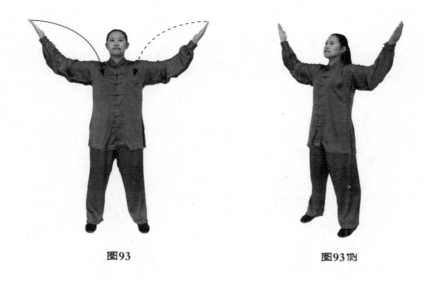

图93   图93侧

动作七：屈肘，两手经面部前回收至胸前，肘、手水平，约与肩同高，指尖相对，掌心向下；目视前下方（图94、图94侧）。

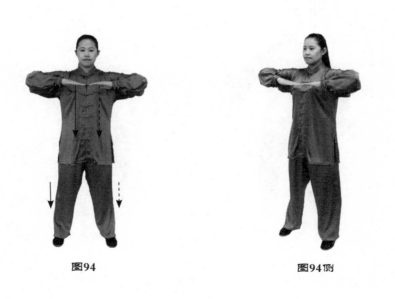

图94   图94侧

动作八：口吐"嘻"字音；同时，微屈膝下蹲；两掌缓缓下按至肚脐前（图95、图95侧），两掌继续向下、向左右外分至左右髋旁约15厘米处，掌心向外，指尖向下；目视前下方（图96、图96侧）。

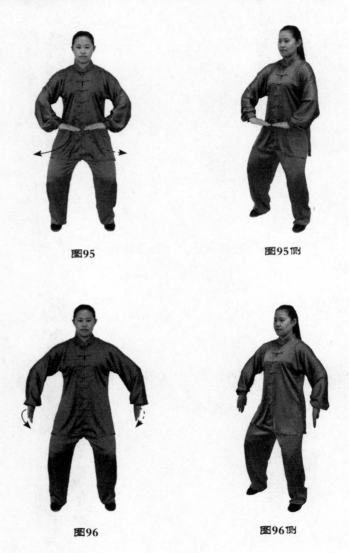

图95　　　　　　　　　图95侧

图96　　　　　　　　　图96侧

重复动作五至动作八4遍。本式共吐"嘻"字音6次。

2. 呼吸方法

（1）动作四、动作八两掌从胸前下按、外开至髋旁，发"嘻"音时用口呼气，提肘时用鼻吸气。吐气发音熟练后，可采用逆腹式呼吸法，即发"嘻"音呼气时小腹自然隆起，两掌下落至两掌掌背相对合于小腹前时小腹回收。

（2）其余动作采用鼻吸鼻呼的自然呼吸。

3. 意念活动

（1）初学时，可意想口型发音，或意念体会呼吸的出入，或意念集中在动作规格上。

（2）技术熟练后，吐气发"嘻"音时可意想将三焦之浊气、邪气吐出体外，两掌上提吸气时意想将天地精华之气吸入体内。

4. 技术要点

（1）发"嘻"音时，两唇与牙齿微张，嘴角略向后引，舌尖轻抵下齿，气息主要是从两侧槽牙边的缝隙中慢慢呼出体外，发声是低沉的、震颤的和富有穿透力的；面部应有嬉笑欢乐、喜逐颜开之貌，内心应有怡然自得、其乐融融之感。

（2）手掌的主要动作变化顺序可概括为上提→外开→内收→下按四步。眼神跟着两掌的升降而高低变化，发音与屈膝下蹲、两掌胸前下按、外开需协调配合，做到同始同终、气尽势成。

（3）呼吸吐气宜顺其自然，逐渐过渡到深、长、匀、细状态，遇有呼吸不顺畅、憋气处应及时运用自然呼吸加以调整，切忌强呼硬吸。

（4）两掌腹前内旋至掌背相对时，肩膀需同时配合内旋；两掌上提时，应以肘带手；打开两臂上举时，颈部需放松，目视前上方；屈膝、两掌下按至与肚脐相平后外开，两前臂应是松垂外分。整个动作需舒缓连贯、协调自然。

5. 易犯错误与纠正方法

（1）接"吹"字诀两掌自然垂落时，直膝起身。要注意保持屈膝状态不变。

（2）两掌外开上举时，上臂未成水平，上臂与前臂夹角过大或过小。要注意以肘带臂提掌至肘与肩同高时，上臂高度应保持不变，再顺势将两前臂打开摆至上臂与前臂间夹角成135°。

（3）口吐"嘻"音时，两膝直立。要注意发音与屈膝下蹲同步开始。

6. 功理与作用

（1）中医认为，"嘻"字诀与少阳三焦之气相应。口吐"嘻"字，具有疏通少阳经脉、通调全身气机的作用。整套功法最后练习"嘻"字诀，能起到梳理全身气机、协调脏腑经络的功效。

（2）通过提手、分掌、外开、上举和内合、下按、松垂、外开，可以起到升开与肃降全身气机的作用。二者相辅相成反复练习，利于调和全身气血畅通、促使人体阴阳平衡。

（3）少阳三焦总司人体之气化，是水谷精微生化和水液代谢的通路，念"嘻"字时面带笑容，发出中和之气，利于畅通三焦之气，濡润人体五脏六腑和毛发皮毛等。

收　势

1. 动作说明

动作一：接上式。两手外旋内翻，转掌心向内，掌心与脐同高（图97、图97侧）。两掌缓慢向前、向内合抱于腹前，虎口交叉相握，轻覆肚脐；同时，两膝慢慢伸直；目视前下方（图98、图98侧、图99、图99侧、图99附）。

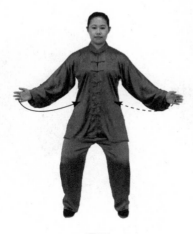

图97

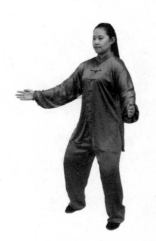

图97侧

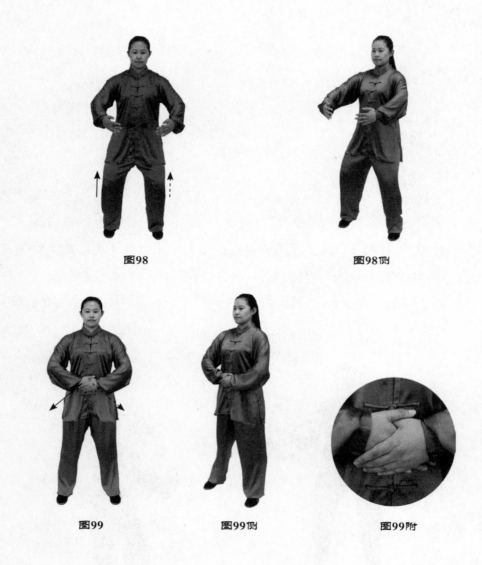

图98　　　　　　　　图98侧

图99　　　图99侧　　　图99附

动作二：静养片刻。

动作三：两掌以肚脐为中心揉腹，顺时针6圈，逆时针6圈。

动作四：两掌松开，两臂自然垂于体侧（图100）。身体重心右移，左脚提起向右脚并拢，前脚掌先着地，随之全脚踏实，恢复成并步站立。目视前下方（图101）。

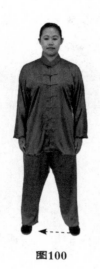
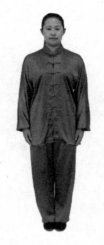

图100   图101

2. 呼吸方法

（1）鼻吸鼻呼的自然呼吸。

（2）静养片刻时可配合深、长、匀、细的腹式呼吸。

3. 意念活动

（1）动作二静养片刻时，意守丹田。具体静养的时间，可根据练功实际灵活掌握，平时练功以数分钟为宜。

（2）动作三顺时针、逆时针揉腹时，意在体会腹内气机的变化。

（3）其他动作可将意念集中在动作规格上。

4. 技术要点

（1）整个过程需保持形松意静之态，有收气静养之意。

（2）两手外旋内翻时，是以肩带臂、以臂带手完成动作。

（3）两掌揉腹应以肚脐为中心，先按后揉，掌握适中的按揉力量，使其能达腹部深处。

（4）两掌缓慢向前、向内合抱于腹前过程中，两掌掌心始终与肚脐同高，两掌向前拢成两掌心与肚脐成等边三角形时，再缓缓起身合掌于肚脐，静养。

5. 易犯错误与纠正方法

（1）两掌合抱于腹前时直接收回，未形成"水平等边三角形"。要注意两掌掌心始终与肚脐同高，待两掌先向前拢至与肚脐成等边三角形后，再缓慢内合于肚脐。

（2）揉腹无规律，乱揉一气。揉腹时要注意两手接触皮肤的位置不变，以肚脐为中心，先顺时针再逆时针揉按，揉按的力度以能到达腹部深处为宜。

（3）静养片刻时，手肘后夹，两手相握或贴肚脐太紧。要注意两肘略外展，虚腋，虎口交叉相握，轻覆肚脐。

6. 功理与作用

（1）收气静养、揉按脐腹，由练气转为养气，可使气血归根，培补人体元气，起到引气归元的作用。

（2）腹部是人体"五脏六腑之宫城，阴阳气血之发源"，是六条阴经的汇聚部位。规律性地揉按腹部，具有促进气血运化、充实五脏、上下通和、升清降浊、祛除外邪和健脾胃、促消化等作用。

（3）使练功者从练功状态恢复到正常状态。

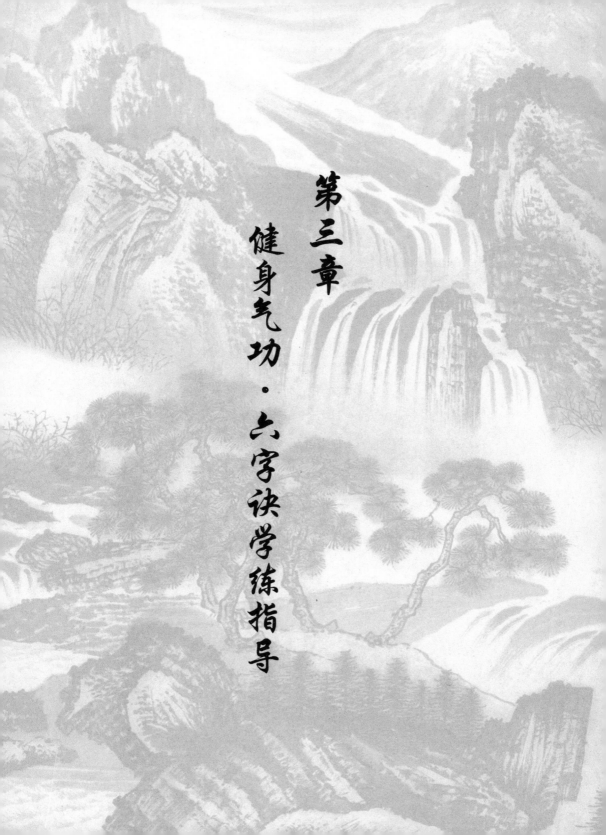

第三章

健身气功·六字诀学练指导

健身气功·六字诀虽然动作简单，但内涵丰富、易学难精，需要笃学明理、反复体悟，方能窥得佳径、掌握要点，而渐达登堂入室之身心境界。本章重点阐述的学练方法、习练要领、练功阶段、练功须知、教学须知等内容，主要是总结由学而练再到教的整个过程中，学练者需要掌握的一些基本要点，旨在帮助明确清晰的练功思路，加快掌握六字诀功法的速度和质量，短时间内取得最优化的练功效益。

第一节　学练方法

"工欲善其事，必先利其器"。意思是说要想做好一项工作，先要使其方法得当、工具锋利。学练健身气功·六字诀，掌握适当的方法，同样能事半功倍。根据由浅入深、循序渐进的学练规律，结合健身气功·六字诀自身的功法特点，简要介绍以下几个重要学练方法。

一、三调分学，循序渐进

调身、调息、调心是健身气功锻炼的三个基本要素。三调之间，是相互依存和相互制约的关系。就一般而言，初学者多从练功调身开始，先使自己的基本身形和肢体运动符合练功量度的要求后，再重点学练调息或调心的方法。然而，健身气功·六字诀在三调锻炼方面，是以吐气发声为显著特点和锻炼重点的，因此，学练伊始最好先从掌握吐气发音这一环节入手，待要点掌握熟练后，再进行肢体动作和意念运用的学习实践。这种运用"三调分学"的方法，把呼吸吐纳发音、肢体调节、意念运用三者分开掌握，利于使复杂的功法技术简单化，降低了练功的难度，可帮助初学者尽快掌握六字诀，并最终达到三调合一的身心境界。以"吹"字诀为例，首先应学练呼气发"吹"的吐纳之法，重点要学会发"吹"字音的口型、发音的着力点、出声发音与无声发音的不同等。熟练掌握上述要点后，再学练"吹"字诀的肢体导引动作，进而学习"吹"字诀的意念运用，最后将"吹"字诀的呼气发音、动作导引与意念操作协调配合重复练习，直到掌握纯熟，渐达三调合一。需要指出的是，即使是三调分学，其实三调也是同步进行、相互促进而不可分割的。三调分学的方法，只是在不同时期的侧重点有所不同而已，并非截然分开，而是犬牙交错、螺旋进步的。

学练过程中，即使是在学练三调分学的任何一调，也要由简到繁、由易到难，循序渐进、逐步掌握。尤其对于年老体弱者来说，呼吸吐纳发声的长短、肢体动作的升降开合幅度、运动量和强度的大小等，均要因人而异、量力而行。健身气功·六字诀虽然注重深、长、匀、细的逆腹式呼吸，但切忌刻意、不切自身实际的追求，避免出现一些不良的反应。要深刻懂得深、长、匀、细的逆腹式呼吸是长期练出来的，需要一个练功的过程，不可能是一蹴而就的。要在身心松静的基础上，从自然呼吸开始，通过慢慢将注意力集中于气息的出入及呼吸运动的节律之后，呼吸才会逐渐变得深、长、匀、细。活泼自然是吐纳发声的基本要求，要顺其自然、循序渐进地调理呼吸吐纳和发声的气息，自然逐步达到形、气、神三者合一的状态，切忌强呼硬吸、生硬发声，过分强调吐尽气、发长音。

需要强调的是，初学者除吐气发声时采用逆腹式呼吸外，其他时间均应使用鼻吸鼻呼的自然呼吸法，否则会出现憋气等不良现象。以"嘘"字诀为例，在穿掌前先深吸气，穿掌的同时发"嘘"音，并缓缓地呼气，穿掌、发音、吐气同时完成。动作到位稍停顿的间歇，转换成自然呼吸，可起到调整呼吸的作用，这对初学者来说尤为重要。随着练功的逐渐深入，调整呼吸的时间会缩短，会在不知不觉中进入内气充沛的入静练功态，呼吸变得匀细柔长，整个练功过程自然而然地过渡到逆腹式呼吸方式。

发音吐气长短与习练者的逆腹式呼吸深度（或呼吸时所用的时间长短）有关，假如平时一次逆腹式呼气能长达20秒，那发音吐气时达到15、16秒就可以了。故气不能呼尽，要留有余地，要求在发音吐气结束后，气息依然顺畅为好。刚开始学练健身气功·六字诀，若吐气太长容易造成气息阻滞，出现"憋气"等不良现象。以"嘘"字诀为例，习练嘘字诀的要领是穿掌、转身与吐气发音协调一致；初学者发音呼气，可能要比穿掌动作先完成，如穿掌刚到一半，呼气就已经结束，若为追求穿掌与呼气同时结束，勉强继续呼气、发音，气息则因跟不上而受阻，容易引起胸闷气短，反倒影响了练功效果。只有经过坚持不断地练功，呼吸才会变得越来越深长，吐气发音也随之加长，气息自然会畅通无阻。练功结束，可以做一些简单的保健功法，如搓手、擦面、全身拍打及散步等，以便从练功状态尽快恢复到正常状态。

128

二、笃学明理，践行体悟

健身气功·六字诀不仅是一套强身健体的方法，还涉及人的心身、道德和行为等诸多方面的修养。它深深扎根于中国传统文化之土壤，以中国特有的宇宙观、人生观、生命整体观等为理论基础，汲取了儒、道、佛、医等诸家学说之精华。因此，健身气功·六字诀虽然外形看似简单、动作简而不繁，但却蕴含丰富的文化内涵，有一套系统的、有深度的功法理论为指导。古人云："理不圆通，莫论修真。"这就要求我们必须从整个中国传统文化的背景来认识健身气功·六字诀，对其理论基础、健身原理、功法内涵等有较全面的系统认知和理解，才能掌握好功法内涵、学练好功法技术，取得最优化的健身效果。

本功法有着非常明显的脏腑归属、泻实补虚、吐故纳新、气息共振等功理内涵，呼气发音是其功法特色。鉴于此，学练健身气功·六字诀首先就要把上述理论学会、搞懂、弄通，成为明理知法的"真把式"，才能引导自己更好地实践锻炼。譬如，呵字诀对应五行属火，对应人体的脏腑为心，特别是中医所说的心，不仅是解剖学上的心脏，还包含着大脑皮质的活动，故而心的主要功能是主持血脉，主管血液在脉管中运行，向各组织器官输送养料，以维持其正常的机能活动，其华在面，开窍于舌；同时，心又主神明，即精神、意识和思维活动，是人的"精神之所寄也"，是"五脏六腑之大主也"。学练"呵"字诀时，只有真正掌握并理解了上述理论知识，才能明晰呵字诀的作用部位，进而依理作意、有的放矢地呼气发呵，同时根据自身脏腑的虚实情况，把握呼气发音是否出声，调整动作锻炼强度，以提高锻炼针对性，增强锻炼的效果。

　　健身气功·六字诀的练习顺序为何不能随便改动？通过学习中国医学五行生克理论就会明白，五行是相生相克的，分别对应于人体的五脏。肝属木，木旺于春，四季以春为首，所以先练嘘字诀；心属火，木能生火，所以次练呵字决；而再练呼字诀，是因为脾属土，土为火所生；练完呼字诀再练呬字诀，以调肺，肺属金，为脾土所生；肾属水，而金又生水，所以接下来可以习练吹字决，以补肾。这样，人体的五脏之气都得到了补养。三焦主司一身之气，最后加练嘻字诀可以调理三焦，使全身气血畅通，五脏六腑得其濡养而焕发生机。所以，按照六个字的顺序练习就是五行相生，符合人体的生理变化规律。若随意颠倒顺序练习，就违反了人体气血运行的客观规律，得不到应有的健身养生效果。

　　俗话说，"纸上得来终觉浅，绝知此事要躬行"，要想取得强身健体、养生康复的成效，光是知晓诸多理论、明晰练功道理是远远不够的，最终依靠的还是习练者自身持久的践行和体悟。"功练千遍，其效自现"。功夫就是时间加汗水，在笃学明理的正确理论指导下，随着持续的练功积累，习练者的身心健康才会由量变向质变转化发展，逐渐形成有序的良性生命状态。注重体悟总结是功法践行中的关键所在，即所谓的"师傅领进门，修行在个人"。健身气功·六字诀是在继承传统功法精华基础上，凝聚诸多专家的集体智慧，按照人体身心健康发展规律和需要而编创的，应该说从功法设计层面已不需要习练者过多考虑，践行体悟的重点应放在如何深入理解功法内涵和科学锻炼上。例如，可从体悟各字诀的发声口型和气息流向入手，进而再体悟与腹式呼吸、肢体动作和意念运用融合的不同层次等。再如，悉心体悟各字诀不同发音时身心的变化、脏腑的反应等。学练健身气功·六字诀，是一个持久漫长的过程，是一个需要边实践边体悟的过程，是一个能获取不同身心体验的永无止境的过程。正所谓一层功夫有一层道理，一定境界有一定的身心体悟，功夫不到，耳听为虚，终属虚妄。需要指出的是，因习练者健康状态、学识素养、经历环境等方面存在的差异，即使是同一层面或主题的践行体悟，获取的身心体验也可能会大相径庭，这就需要习练者笃学明理、树立正念，重点围绕调身、调息、调心进行实践体悟，特别是把体悟放在强身健体、祛病延年这个方向上，切忌追求奇功异能，反损自身身心健康。

三、把握火候，修养心性

古人云："要知火候通玄处，须共神仙细商量。"火候，原指冶炼矿物以作丹药过程中，对火力文武、大小、久暂的调节与掌握。在健身气功中，练功火候主要是指对姿势、呼吸、意念及练功时间等方面的要求和度的把握。实践证明，如何掌握适度的练功火候，可以说是练好健身气功·六字诀的关键要素，也是习练者难以掌握的练功难题。练功火候不到，就难以收到应有的健身养生效果；练功火候太过，又不能练到好处，甚至会招致身心不适，轻则疲乏、胸闷、头痛、脑胀等，重则会导致练功出偏。由于掌握练功火候难度较大，文字上难以描述，故古人多将其视为不传之秘，正如《悟真篇》所言："契论经歌讲至真，不讲火候著于文。"即使有开明者愿意谈之，往往也是语焉不详或隐晦难懂，练功实践中很难照搬照用。练功火候虽没有形成系统的阐释，但可以用中国传统文化的中庸之道予以把握，即所谓"圣人之道，中庸而已。中庸之道，顺其自然而已"。因此，练功火候重在把握中庸之"中"，意思是说练功要讲分寸、言适度，直接的表达就是练功要顺其自然。因为确实是无法用一个客观的指标来准确把握练功火候，而每个人因自身条件的差异对度的把握又是不一样的，故只有顺其自然才能符合每个习练者练功中所需把握的度。

健身气功·六字诀吐气发声时，要求采用逆腹式呼吸这种特殊的呼吸方式。对于初学者而言，这种呼吸方式并不容易掌握，常见初学乍练者有出现憋气、胸闷、头胀等现象，这主要就是呼吸的练功火候没有掌握好所致。逆腹式呼吸也必须在自然顺畅的基础上，通过意念诱导呼吸下行且腹部稍许用力，经过一段时间的训练后才能形成，而绝非是不顾自身实际强硬呼吸、鼓荡腹部。练功是在意念主导下的形气锻炼，意念太弱则杂念繁多，或易于昏沉入睡；反之，意念过强也不行，虽然杂念得以减少，但极易导致头晕、胸闷、腹胀、精神紧张等不良症状。意守的火候到底怎样才算合适，古代练功家的实践经验值得遵循，那就是"不可用心守，不可无意求，用心着相，无意落空，似守非守，绵绵若存"。由此，练功初学意念的火候可稍重些，利于排除杂念，但要以精神放松为度；待熟练掌握功法之后，意念强度可由强变弱，渐至似有似无、绵绵若存的程度。当然，每次练功意守的火候，并不是固定不变的，而应根据实际情况加以调节，顺其自然适合自己才是根本。本功法的肢体动作比较简单，操作起来应注重松静自然、舒适圆活，切忌故意拿架、僵硬做作，以免影响气血运行，造成精神紧张。此外，练功强度和频次也要因人、因阶段而异，切忌无视自身实际而延长练功时间和强度，对火候的把握应是留有余兴、留有余力，第二天不感到疲劳为度，如此方能练养结合、相得益彰，取得理想的健身效果。

从人的形、气、神三位一体的生命整体观来看，生理的稳定仅仅是生命系统稳定的一部分，而健康生命还需要心理的稳态来支撑。就心理而言，稳态就意味着意静神宁。要维持心理的稳态，既要在功法锻炼中加强对形和气自我意识的调节能力，更要在日常工作生活中加强修养心性，尤其是排除或减轻七情（喜、怒、忧、思、悲、恐、惊）的干扰，这也是影响六字诀学练成效的重要因素。中医特别重视人的情志变化，认为情志过于变化，往往会引起人体内阴阳偏盛、气血不和，使经络受阻和脏腑功能失调而发生疾病。《黄帝内经》中关于"喜伤心、怒伤肝、思伤脾、忧伤肺、恐伤肾"等记述，说的就是情志变化过大对人体健康产生的影响。习练者只有日常就重视心性的修养，才能在"不如意者常八九"的人生环境里保持心态、情绪、感情等平稳，从而确保意念活动始终处于良性状态，进而利于帮助练功中身心的放松和调心入静，也利于减缓或避免生活中七情对心性干扰，保持健康的身心状态。

"功从德上来，德为功之母"。涵养道德是心性修养的主要内容，也是练功取得良好成效的重要法门。虽然很多人都会说"练功不修德，必定要着魔"等练功格言，但大多数习练者往往还是注重功法中一招一式的学练，对于心性修养特别是涵养道德并未在实践中予以重视和践行。《乐育堂语录》指出，"炼己之功，即是炼心"。习练者越是功法练得好，越是需要保持情绪的稳定。否则，一旦情绪产生后，将引起人体剧烈的气血循行失常和气机失调，对身心健康造成的危害甚至过于不练功者。道德如何涵养？历史上儒、释、道等诸家均有自己的准则，后世很多气功专著也有不少精辟论述，很值得我们学习借鉴。就健身气功·六字诀习练者而言，平时要注意陶冶性情、砥砺意志，保持神意宁静、气机和畅的身心状态，绝对不能私心太重、个性太强，失去自然中和之性。要注意对治习气、益己利人，好的习气利人利己是美德，坏的习气损人利己或损人不利己，违背自然生生之性，应当有意而除之，利于保持精、气、神的稳态。要注重增益精气，以后天补先天，生活中刻刻留心自己性情上的缺陷，认真对治，时时处处注意培养并保持坦荡之情，去掉戚戚之心。要使自己的意识状态逐渐恢复到自然天性，以天下为公来规范自己的行为，做到一言一行无不合乎道德。当然，道德的提升，是要经过长期持续的涵养，这个历程虽然艰辛，但过程就是练功，也是学练六字诀臻于上乘之境的必由之路。

四、树立信心，持之以恒

　　健身气功注重内向性运用意识的项目特性，决定了习练者的信心在练功中的特殊地位。古人强调，"信为道元功德母"，也就是说，只有真正相信健身气功，才能更好地获取练功的成效。由于健身气功·六字诀是以吐气发音为主，肢体动作仅是辅助，且动作的幅度、强度均显著低于其他肢体运动为主的功法，使很多人潜意识中就认为缺乏肢体运动必然导致健身效果差强人意，于是对于选择学练健身气功·六字诀往往缺乏必要的信心。其实，健身气功·六字诀看似肢体动作不多，但由于吐气发声这种练功方式可直接作用于人体内在的脏腑，其实质是调动人体内在气机的程度不仅不弱，而且还强于许多肢体类功法。鉴于此，学练健身气功·六字诀，首先就要加强健身原理等知识的学习和理解，从内心真正树立起坚定的信心，并通过练功实践尽快获取一定的成效，尝到练功的甜头了，自然就会更加坚定

健身气功·六字诀

信心，学练的主观能动性亦随之而加强，信心自然会更足。当然，健身气功·六字诀是一个已经过数以百万计的群众实践检验过的成熟功法，只要严格按照功法的技术和要求认真学练，就能收到效果。之所以还强调要树立牢固的信心，是因为相信学练本功法能强身健体、祛病延年者，其意识活动的指向更加明确，锻炼的效果自然会更好。而那些三心二意、半信半疑、三天打鱼两天晒网者，是绝不会取得理想健身效果的。

俗语有言，"得道容易练道难，练道容易守道难"。学练健身气功·六字诀本身并不难，难的是如何坚持练功，并持之以恒。人在练功时，生理状态的基本特征是大脑皮质活动的有序化。这种有序化的练功状态，对人体的生理、心理会产生积极的影响，使经常练功的人能展现出活力旺盛的生命状态。当然，这种生命状态的形成不是一招一式、几天几夜的锻炼就可以得到的，而是需要经过长时间的艰苦练功，一点一滴积累才能形成。因此，只有持之以恒的坚持练功，才会让身心状态发生良性的质变；没有持之以恒的坚持练功，良性生命状态是难以形成的。因此，不要设想六字诀的健身养生作用是可以在一朝一夕就能获得的。要想收到最佳的健身效果，只有认真持久的锻炼，把功夫练到身上，长一分功夫有一分收获，别无捷径可走。对于那些练功一段时间，取得一些成效，就懈怠、自满的人来说，练功不求精进、不堪刻苦，甚至不再坚持习练，已收到的功效也很容易失掉。正所谓："学如逆水行舟，不进则退。"可以说，本功法健身效果的提高，需要日积月累，是"零存整取"，是层层递进、逐级递增的过程。可以想象，一个意志坚强的学练者，必然会在持久练功过程中能较快地体验到健身气功·六字诀的真谛，取得促进身心健康改善、优化整体生命状态的目的。

第二节　习练要领

习练健身气功·六字诀的过程，是人体生命运动状态向优化、有序方向变化的过程。这个过程转化的快慢，既与习练者的身心健康状况、年龄大小等因素有关，也与是否能够掌握习练要领关系密切，正所谓"万山磅礴必有主峰，龙衮九章但挈一领"。实践表明，理解和掌握以下习练要领，对学练本功法至关重要；否则，就会事倍功半，甚至事与愿违。

一、校准口型，体会气息

吐气发声是六字诀独特的练功方法。吐气有助于激发人体气机的升降开合与强化人体真气的生发作用，发声可以引动人体相应的脏腑或脏腑相关部位产生震动，从而加强脏腑的气化过程。由此可见，吐气发声是健身气功·六字诀促进人体意、气变化的主要练功手段。气息，是指人体呼吸时的出入之气，本功法侧重强调通过喉、舌、齿、牙、唇而呼出体外的气。气息的流动路线与口型的变化密切相关。嘘、呵、呼、呬、吹、嘻六个字的发音不同，唇、齿、喉、舌的用力点自然有所差异，故而产生了六种特定的口型和六种特定的气息流动方式，进而牵动不同脏腑的经络气血，对人体产生不同的健康影响。因此，倘若练功口型不准确，势必会失掉特定口型对人体特定脏腑功能状态的激发和濡养，所以习练健身气功·六字诀应把注意口型的规范标准和气息流动的正确放在首位。在练功中，可重点从两个方面加以注意调试：一是出声时注意体会字音是否正确；二是体会每个字发音时的气息流动是否正确。

古人云，"出声勿令耳闻"，意思是说练六字诀吐气发声时不宜出声。但实践表明，初学者最好是采用吐气出声的方法，这样利于掌握和规范每个字诀特定的口型，进而使气息流动也达于正确。人的一切行为都是受神经系统支配的，神经系统又分为中枢神经系统和周围神经系统两大部分，大脑皮质又是神经调节控制的最高中枢。神经系统的功能活动十分复杂，但其基本活动方式是反射。反射活动所经过的神经传导通路称为反射弧，基本组成是感受器→传入神经→神经中枢→传出神经→效应器，其中任何一个环节发生障碍，反射活动均将减弱或消失。反射弧的全过程经反复行动确实可行，大脑皮质就会把全部程序恒定下来，这就是动力定型。学练不同的练功口型，是大脑皮质运动中枢支配下不同肌肉协同行动的实践。掌握和规范不同字诀练功口型的过程，其实质是在大脑皮质活动中建立不同口型动力定型的过程。初学时吐气发声，特别是运用低沉的、震动的、富有穿透力的发声方式，势必会加大相应肌群协同做功的强度，无形中增强了感受器获取的信号，进而牵一发而动全身，对整个口型掌握的反射弧产生有力的刺激；如此反复行动进行条件反射刺激，利于尽快建立正确的口型和气息流动的动力定型，强化对相应脏腑功能状态的特定刺激。一旦正确口型和气息流动的动力定型建立并逐渐巩固起来，练功时就越易于自动化完成，再逐渐过渡到吐气轻声，渐至吐气无声的状态，这时习练者的呼吸更自然、入静程度更好，也更利于悉心感受内在气息的变化反应。因此，学练健身气功·六字诀要掌握好"先出声，后无声"的练功原则和要领。

二、吐纳适度，神息相合

中医认为，一呼一吸谓之一息，含有气往来之意。中医讲一吸脉行三寸，一呼脉行三寸，呼吸定息脉行六寸。呼吸时，人体的毛窍、气机也随之而开（呼）合（吸）变化。古人认为，吸、呼及其间的停顿，各有特定的作用，即所谓呼出心与肺，吸入肾与肝，停顿则是脾为之斡旋。逆腹式呼吸是健身气功·六字诀主要的呼吸方法，吸气横膈肌下降，小腹要收缩，呼气发声时小腹突出。这种呼吸方法能使横膈膜升降幅度增大，对人体脏腑按摩效果很好；也能使上、下二气往一块聚，吸气时横膈肌往下，同时小腹收缩，会阴上提，两个气往一块挤，可使丹田气更集中、更加强。然而，这种呼吸方法的锻炼效果虽好，但初学者练时切忌盲目追求，开始时宜自然呼吸，待有一定基础后，再练习逆腹式呼吸。

运用逆腹式呼吸练功时，要注意把握呼吸的深度。良好的锻炼效果必须要配合一定的呼吸深度，但绝不是满吸满呼，不留余地。满吸，是指一吸气时横膈肌下降，先将肺底部张开，而后扩胸，胸肺张开，最后时微抬肩，再将肺尖部张开，从而使整个肺部都拉开，成为最大的呼吸量；满呼，是指一呼气时身体前倾和抱肩含胸，压迫肺中之气全部呼出，成为最小的呼吸量。无论是满吸，还是满呼，练功中往往不易做到，即使做到也大多违背了顺其自然的练功原则，容易产生憋气、胸闷、头疼等不适之感，反而不利于激发气血的良性循环。呼吸的深度需因人而异，初学者和健康不佳者的呼吸深度可浅些，随着练功深入而逐渐加深。在深度呼吸中，又要把握好呼吸的强烈和匀细之别。对于本功法而言，呼吸要求做到深（指呼吸的深度）、细（指出入的气流）、匀（指气流出入的速度）、长（指一个呼吸的时间），切忌呼吸得太急太快、忽快忽慢、忽轻忽重。当然，这些是需要经过反复实践锻炼，才可以做到并运用自如，达到古人所云的"吐唯细细，纳唯绵绵"。

练功过程中，不是为了做逆腹式呼吸而做呼吸运动，还应着眼于呼吸时小腹的鼓荡、气息的出入、音声的振动，以及意念集中到呼吸运动的节律上，即把自己的意念活动和呼吸运动或气息的出入或吐气发声紧密结合起来，如此不仅可以收摄心神，而且还能激发人体气血的运行。清代黄元吉指出："欲收先天元气蕴于中宫，生生不已，化化无穷，离不得一出一入之呼吸，息息归根，神气两相融结，和合不解，然后后天气足，先天之气生始有自也。"通过把意念与呼吸结合到一起，可以强化静心凝神的作用，也加强了呼吸本身的功能，使之逐渐变得深细匀长起来，进而再使呼吸均匀、节律化。此时，呼吸所在，即神之所系；息调则神宁，神宁则心定。随着神息相合越来越紧密，慢慢就会进入人在气中、气在人中的练功状态。需要指出的是，神息相合要注意做到勿忘勿助，"勿忘"就是"用之不勤"，"勿助"就是"绵绵若存"，切忌刻意加重意念的强度，也不可故意用力鼓胀或收缩腹部来加强呼吸，一切以纯任自然为原则。

三、形正体松，用意轻运

《太极拳论》曰："立如平准。"《十三势行功要解》指出，练功要"立身中正安舒"，又言"尾闾正中神贯顶"，显然均是在强调练功必须要做到"中正"这一要领。从健身气功·六字诀锻炼的角度来看，中正首先是要保持形体的中正，无论是静态站桩，还是行功操练，都要时时处处保持中正，且需要做到正时亦正，斜倚之中也需有中正之气以宰之。练功之所以要强调中正，是因为立身中正不偏，中气才能贯于心肾，通于脊骨之中，行于四肢骨髓之内，取得祛病强身、益寿延年之妙。做到形体中正，需注意两个关键环节，即虚领顶劲和尾闾中正，首先是虚领顶劲，把头轻轻向上领起，然后再垂尾闾，通过上下拉伸，中正脊柱以中正整个形体，并在正形的同时，体验"尾闾中正神贯顶"的气机变化过程。如果练功之中，身心感到有不舒服之处，如感到膝盖痛、眉头重、呼吸不畅、脊背痛等现象发生，很可能就是违背了中正的练功要领，及时调整也许就会得到解决。

除维持一定的肢体姿势外，练功中全身的关节肌肉，包括思想情绪还要尽可能做到放松。躯体运动功能、呼吸功能、交感神经功能三者之间相互密切联系，骨骼肌放松、呼吸缓慢、交感神经抑制是机体进入安静时统一的反应形式。由于骨骼肌运动是可以随意控制的，呼吸运动在一定程度上也是可以随意控制的，因此人体通过控制躯体运动和调整呼吸，从而间接改善植物性神经功能和内脏功能。已有研究显示，持之以恒地进行放松练习对多种生理功能具有良好的影响，松弛状态下交感神经和副交感神经的拮抗机能也能得到改善，有助于人体脏腑、血管等机能的调整和优化。练功实践也告诉我们，关节肌肉和思想精神放松了，呼吸就顺畅，气血也自然顺通，持久练习容易达到"气遍身躯不少滞"的练功状态。需要指出的是，放松绝不是松松垮垮，而是要做到以松为主、松而不懈、松中有紧、紧而不僵。

本功法强调意念活动与肢体动作、吐气发音等相结合，寓意于气

（呼吸），寓意于形，但要注意用意不可过度。习练中用意要注意似守非守、若有若无、勿忘勿助。古语讲："意有余便是火。"在练功中意能引气，意念一动气就动。倘若用意过重，死守不放，不仅容易出现口干舌燥、动作僵硬、呼吸急促等现象，而且也极易导致大脑皮质相应部分产生疲劳，自控能力减退而心生杂念，反而达不到松静自然的身心要求。刚开始学练功法时，需要习练者全神贯注地把意念放在口型、发音或肢体动作上，不要一边学练功法，一边胡思乱想。待功法技术熟练后，意念活动反而往往变得纷杂起来，这时要注意运用一些方法收摄住心神，如体会内在气息或意守身体部位等方法均可采用，从而使整个练功过程都保持在心平气和、心安神敛的练功状态中。

四、和柔舒缓，协调自然

健身气功·六字诀是以呼吸吐纳为主，同时又辅以动作导引的功法。动作导引有活动关节、强健筋骨、引动气机等作用，在练功时每个动作都要均匀地展开，不能忽快忽慢；动作与动作之间不能任意分割、停顿和间断，要有机地连在一起。身体任何部位都不能僵直，做到不绷劲，不用猛力，动作舒展大方而不扭扭捏捏，轻灵圆活而不浮泛无根，端庄浑厚而不重浊迟滞。值得注意的是，和柔舒缓并不是绵软无力，而是敛气入内不发于外的表现。练功从起势开始到收势结束，不论期间有多少个姿势的转换和虚实的变化，均要力求以腰为枢纽，使肢体动作前后连贯，速度均匀适度，运行路线圆活绵连，上下相随，节节贯穿，手足呼应，全身形成一个协调立体的整体运动。当然，强调以腰为主宰，带动四肢百骸做规律性运动，但练功时腰切不可任意而动，应是建立在松沉基础上再求圆活，进而带动全身各关节的和柔舒缓运动。

本功法强调"吐纳为主，导引为辅"的要求，就是讲在意念的调控下要把吐纳与肢体动作有机结合起来，而不是简单的"吐纳加导引"，这就需要注意呼气发声、导引吐纳与肢体动作的协调配合，且做到肢体动作的和柔舒缓应以不破坏呼吸吐纳和吐气发声的深长匀细为原则，并着力使肢体动作的速度快慢与吐气发声的速度一致，做到气尽势成、协调一体。老子曰："道法自然"。天地间万事万物均要效法或遵循"道"的"自然而然"的规律。在功法锻炼中，自然就是有规律地运动，人体运动得协调自然是身心发展规律的体现，无论是呼吸、意念和肢体动作的运动都必须符合于协调自然的身心规律，才能对人体产生积极的健康效应。心静、气顺、肢柔，是习练健身气功·六字诀保持生命活动协调自然的重要体现，也是进入练功状态至关重要的要求。心静，即排除一切杂念，一芥不留，情绪安定，视而不见，听而不闻，直至忘我；气顺，即深长匀细，息息调匀，微微绵绵；肢柔，即屈伸柔活毫不用力，升降开合气贯四肢，动势圆活连绵不断。三者协调配合遵循由招熟而渐悟懂劲、由懂劲而阶及神明的自然发展规律，习练者切不要急于求成，只要按照要领勤习常体悟，自可水到而渠成。

第三节　练功阶段

习练健身气功·六字诀是一个由不会到会、由生及熟、由浅至深不断积累的发展变化过程。习练者只有根据不同的练功阶段，正确把握各自的练功规律，循序渐进地持续深化练功，方可取得"一层有一层之景致，一层有一层之灵验"的身心体验和练功成效。当然，练功阶段之间是很难截然分开的，且因习练者的健康水平、学识见解、用功体悟程度等不同而存有较大差异。为便于习练者正确认知和掌握练功规律，本节主要从三调合一的身心境界等角度，将习练六字诀大致分为相互联系的三个练功阶段进行阐述。

一、调身为基，注重口型

调身、调息、调心是健身气功锻炼的三个基本要素。每一种健身气功功法，每一次健身气功锻炼的过程，都是这三者的具体结合与运用。因此，无论是学练何种功法，都必须学习其三调操作的内容。在健身气功·六字诀初始练功阶段，分别学练三调的基本内容是非常必要的，有助于细致、准确地掌握好本功法的基础性操作内容，为今后持续练功，促进身心境界的深化、融合打下良好基础。如果初始阶段不注意三调的区别学练，采取眉毛胡子一把抓的练功方法，往往因为初学伊始操作头绪太多太杂、要领不易掌握等原因，导致练功效果不佳，且无形中也容易使初学者产生心理压力而放弃练功。

健身气功·六字诀是以呼吸吐纳为主的功法，初学乍练应首重口型和发音的反复锤炼和规范掌握，以充分抓住和突出本功法的特色。刚开始练功，习练者嘴部肌肉和舌头运动的感受刺激传入大脑皮质，但因大脑内部的抑制尚未确立，大脑皮质中的兴奋与抑制都呈现出扩散状态，往往感到嘴部肌肉和舌头僵硬不协调、欠灵活，口型动作和舌头运动因别扭吃力而难以掌握。此阶段练功要学会静心慢练、反复练，只有静下心来才能用心体悟不同的口型动作和发音技巧，并逐渐形成正确规范的动力定型。这种练功方式看似慢、较原始，但实际能为后续练功打下坚实的技术基础。逆腹式呼吸也是这个阶段要强化学练的重点内容，同样遵循慢工出细活的练功方式，静下心来反复锤炼体悟，直至运用纯熟自如为止。

站桩，既是调整身形、入门练功的开始，也是练功提升层次、登堂入室的金钥匙，不仅在初始练功阶段要加强练习，而且还应贯穿在不同练功阶段中坚持锻炼。俗话说："形不正则气不顺，气不顺则意不宁，意不宁则神散乱。"学练站桩能把握好中正安舒这个要领，持久练习自能使习练者的基本身形符合六字诀练功量度的要求，并有效促进形、气、神三者的融合和提升，引导习练者向高层次练功阶段递进。此阶段练功，外在的肢体动作要尽量做到横平竖直、有棱有角、方向正确、路线清晰、动作规范，争取守规矩、合章法，切不可随意比划、敷衍了事；意念活动的运用，只要放在体会口型、发音、肢体动作等的正确与规范上即可。需要指出的是，"学拳容易改拳难"，这个阶段所分别掌握的三调内容，宁愿学练的时间长一些，也要尽量学得细致些、练得规范些，切忌贪快求全不尽心地练功，其结果往往是本末倒置、欲速则不达，导致后续练功多走弯路。待上述六字诀三调操作内容分别掌握至熟练后，也就完成了三调分立的练功阶段。

二、吐纳调息，重在发音

经过对健身气功·六字诀三调内容分别、反复的强化练习，习练者对各调的操作已经有初步的认知和理解，接下来就是要把三调内容进行整合练功，以使功法能顺利连贯地整套演练，即进入三调协同的练功阶段。这一阶段，起初的三调操作可能会顾此失彼，注意了口型、吐气发声就忘记逆腹式呼吸，注意呼吸的操作又忘记肢体动作的配合等，至于高深的意念、身心的境界等更是根本无从谈起。此时期的练功，首先要使六字诀三调操作的内容相互配合起来，如吐气发声时肢体动作应怎么配合，意念又该怎么想等，均需要一一对应的组合练习。然后，在掌握三调操作彼此对应的基础上，再使吐气发声、肢体动作和意念活动之间逐渐产生有机地联系，在相互推动、相互制约、彼此呼应中提升练功水平。

随着习练者大脑皮质运动中枢兴奋与抑制过程的逐渐集中，特别是分化抑制得到发展，大脑皮质的活动就会由泛化进入分化阶段，这时六字诀的吐气发音、肢体动作和意念活动之间的操作呼应就会成为自然，即建立起初步的动力定型。然而，这个时期的练功，一旦遇到新异的刺激时，多余动作和错误动作可能还会重新出现，此时就需要特别注意对错误动作的纠正，多体会功法技术的细节，尤其是在吐气发音上着重细致体会，以促进三调操作的协调化和同步化发展，使演练功法技术日趋精准，并逐渐形成三调配合有序的节律性操作。对于习练者来说，这个阶段应按照习练要领进行反复锤炼，用心感觉吐气发声是否已达标准，形体姿势是否中正放松，肢体动作是否能以腰为主导，意念运动是否已排除杂念、似有非有。如遇有不符合习练要领处，应及时加以修正提升。如此时刻用心、势势留心、反复锤炼、认真体悟，方能逐渐做到合乎练功的要求。

之后练功，习练者应把重点放在功法演练水平的提升上。虽然健身气功·六字诀是以"吐纳为主，导引为辅"，但从整体来看，同样是需要在形、神、意、气上下功夫，在向"内"求上多体悟，实质是对呼与

第三章 健身气功·六字诀学练指导

145

吸、声与音、形与意、气与形、松与紧、动与静、升与降、开与合、练与养、虚与实、快与慢等关系的正确处理和把握。此时期练功，同样需要在实践中反复揣摩体悟，还应通过多种途径加深对中国传统文化内涵的理解和感悟，方能练功渐达形、神、意、气的和谐统一，深刻领会六字诀强健身心的奥妙所在，演练出六字诀独特的功法特点、内涵和意境之美。

概而言之，呼吸吐纳、肢体动作、意念运用三调操作节律的形成是三调协同的标志，因为这意味着调息、调身、调心三调之间的联系已经趋于稳定，练功中不必再去刻意地进行操作。从三调操作的一一对应，到彼此之间相互呼应，再到形成有序的节律化，这是三调协同练功阶段的三个渐进的、连续的练功环节和进程。在总体上，三调协同的练功阶段意味着三调仍属彼此分离的状态，但在许多细小的、片断的操作单元上已经开始融合，故这是三调合一的量变练功阶段。

三、形气合一，贵乎神意

随着三调协同操作的不断深入和熟练，健身气功·六字诀吐气发声、肢体动作、意念运用之间的界限就会越来越模糊，而它们之间的有机联系和同一性会日益显现，最终三调之间自然有机的联系会完全取代有意识地操作演练，而成为身心境界发展的主导力量，此时自然也就达到三调合一的练功阶段。

在三调合一的身心境界呈现之时，习练者对六字诀功法技术的运动条件反射已经形成，并建立了非常巩固的动力定型，大脑皮质的兴奋和抑制在时间上和空间上更加集中，功法技能的练习从巩固阶段达到自动

健身气功·六字诀

化阶段，此时习练者已不再需要为功法技术是否正确而费心劳神，甚至可以凭借"三调"的无意识操作将自身的生理和心理有机地结合起来。此阶段练功，发音呼吸、动作导引、意念操作等均为自然发生，而非人为把握。任何一个功法环节，习练者在举手投足之间都能收敛心神、神不外驰、放松自然、神息相随、心息相合，进而使六字诀特有的功法特色和意蕴均能得到强化和体现。此阶段的练功，三调都存在，也都已经消失。因为三调合一之后，每一调的独立性都已经消失，它们已经融合为一个统一的身心境界。在此身心境界之中，三者的操作已无从分别，所谓牵一发而动全身，任何一点细微的改变便都是整个境界的改变了。

三调合一的身心境界是有层次的。例如，初进入三调合一境界时，三调已经融为一体，但对三调融合的认知尚存在，即"知道"自己处于三调合一状态，这实际上意味着意识上还有一定程度的主客观界限，还不是完全的"一"的境界。以后，经过更为深入地练习，意识中的"知道"也会逐渐融入三调合一之中，成为三调合一本身的属性，这时完整的"一"的境界才可能形成。可将此三调合一境界的前一层次称为身心合一，而将其后一层次的境界称为天人合一。三调合一的深层次境界只能自然到达，不是主动操作的结果。在三调合一的深入层次，其境界能够自然发展、自我完善，它已经是"活"的，不需要任何人为地干预。正如同孩子长大了就会离开父母的呵护去独立发展一样，三调合一的身心境界一旦被孕育成熟，就获得了自如发展变化的能力。因此，从主动操作到自然发展，从必然到自由，是三调合一境界向纵深发展的必由之路。故三调合一的境界并非铁板一块，毫无变化，而是一个生生不已、发展前进的境界。

需要指出的是，健身气功·六字诀练功中的三调操作，本质上讲是从未曾分离的。呼吸吐纳、肢体动作、意念活动是统一的练功过程中有机联系在一起的三个方面、三种角度。调心、调息、调身中的任何一调，都与其他两调紧密关联，每一调都并非能独立存在。之所以将三调分别加以介绍，是为阐述方便和突出重点，学练中应加以明辨知晓。

第四节　练功须知

练健身气功·六字诀，是学习呼吸吐纳、肢体动作、意念活动等身心技能综合操作的过程，只要用心学并勤加练习，是几乎每一个人都能学会的。但是，要想练好功法，并持续提升练功效率和质量，尚需遵循必要的练功须知。

一、明确练功目的

正确的练功目的是取得良好成效的保证。学练健身气功·六字诀，应以强身健体、养生康复、益寿延年为练功目的。那种为了猎奇或谋取私利而练功的动机是不可取的，怀着一己之私欲去练功，可能会使自己的身体健康有一定的改善，但身心健康绝不可能达到高水平。古人讲"德为功之母""德高气纯"，只有排除私欲，胸襟坦荡，努力使自己与"生而不有，为而不恃，长而不宰"这一自然道德之性、与社会的共同要求一致，身心健康才能优化提升。

练功不神秘化，也不庸俗化；不简单化，也不繁琐化。要充分认识到健身气功·六字诀是强健身心、祛病延年的良方，是平衡人体阴阳、调整气血虚实、协调脏腑功能，帮助优化人体整体生命功能状态的有效健身方法，进而发挥自己的主观能动性，有信心、有决心、有恒心认真练功，切忌"三天打鱼两天晒网"。谚语云："功到自然成。"练功一旦豁然贯通，身心健康获得难以言表的成效，自能"学而时习之，不亦乐乎"，而终生受益。

二、做好功前准备

功前应选择好练功场地，注意练功环境。不论是选择室内还是室外练功，均宜选择地势平坦、环境安静、空气新鲜、光线柔和、温度适宜和安全的地方练功。避免在风口、人声嘈杂、空气污浊、温度过高过低或湿度太大的地方练功。如遇到打雷、闪电、大风、大雾等恶劣气候时，习练者应停止练功。功前应停止一切剧烈的体育和文娱活动。要做好练功的思想准备，抛开一切烦恼之事，使情绪安宁下来。功前如果情绪不稳、心情急躁，则容易杂念纷纭，不易调心入静，而且呼吸不畅，影响练功效果。一旦功前出现大喜、大怒、悲伤、忧愁、惊惶、恐惧等不稳定情绪时，应待情绪稳定、心情舒畅后再练功。

练功前应使衣服宽紧适度，特别是色泽要柔和、布料要柔软。应穿平底厚软的鞋子为宜，尽量不穿硬底鞋，不要穿高跟鞋。摘除帽子、眼镜、手表等附着物。因健身气功·六字诀以发音为功法特色，功前需保持口腔、鼻腔、咽喉等呼吸与发音器官畅通，提前做好排除鼻涕、痰液等事项。过饥、过饱、醉酒、过度疲劳等均不适宜练功。功前可饮适量温开水，有助于气血运行，但不要喝咖啡、浓茶等易使人兴奋的饮品。功前要排空大、小二便，否则易引起腹胀不适等症状，影响调心入静。

本功法以呼吸吐纳、吐气发声为主，肢体动作运动幅度虽然不大，看似和柔舒缓，但体内气血的运行却很旺盛，这是六字诀的功法特色。为更好地体会本功法的内动效果，感悟其功法内涵，每次练功前需结合功法做一些适度的热身活动，通过拉伸活动关节、肌肉、韧带等，让身体变得柔软，经络气血运行变得通畅，利于尽快进入练功状态。若是有身心疾病患者，务必遵从医生建议，并做好健康监督、评价和控制，确保练功的安全性。

三、注意功中防护

要严格按照功法技术和习练要领等要求练功。本功法每一字诀的吐气发声、肢体动作和意念活动等，都有特定的涵义和作用，习练者对其掌握的程度如何，与获取的健身效果关系极大。正确的吐气发声、肢体动作和意念活动等，有助于改善脏腑功能、疏通气血经络、祛病强身健心，习练者应细心体会、反复实践，力求做到规范标准。当然，习练者也要灵活练功，千万不要苛求一步到位，要善于分解技术、分解要领，逐个攻克难关。值得注意的是，错误功法技术的纠正，不可在正式功法演练时去体会，应在非正式功法演练时对逐个功法技术进行仔细检查纠正。否则，就违背了练功时要专心致志的要求，影响练功效果。练功时若被外界的意外声响、事件、人员等干扰，出现惊功现象，切不可惊慌失措，要及时稳定心神，平缓情绪，安定气机；也不可强行练功，待情绪稳定、气机平缓后再行练功。总之，功法练习要纯任自然，不可违背人体正常的生理、心理规律，超越自己的能力强行锻炼。

无论是练功的运动负荷还是练功的难度，都要遵循因人而异、从简到繁、从小到大、从易到难、从少到多的练功原则。切忌不能为了贪快求功或盲目攀比，不顾自身身体实际，盲目增加练功难度和运动负荷，反易损害身心健康。纵然六字诀的健身养生效果再好，光靠几次的学练也很难收到成效，必须得依靠持之以恒的练功刺激，才能利于优化人体生命整体功能状态。练功过程中，可能会出现一些身心反应，如热、冷、麻、胀、肌肉跳动等，对这些反应不要过分看重，也不要刻意追求，应顺其自然、不理不睬，自然会慢慢消失。如遇到身心不舒适的地方，应该先暂时停止练功，并尽快寻找辅导员给予指导或纠正，以免走入歧途、损害健康。如果练功中出现排痰、流涕、流眼泪等情况，习练者应及时用纸、容器或手帕承接、擦拭，既不能咽入体内，也不可随意吐排，以免影响自身与他人健康。

四、加强功后调理

练功完毕，应认真做好收功。把意守集中到丹田，意想身体各部气息缓缓归元于丹田，逐渐恢复自然呼吸。练功会加快气血运行，倘若收功做不好的话，功中加快运行的气血可能会出现留滞现象，也许当时并没有感觉，且少许的几次气血留滞也不足以对身体产生明显障碍，可时间长了就会感觉不舒服。鉴于此，练功结束后，习练者可通过揉按肚脐、搓手、浴面、拍打、按摩等方法做一些必要的整理活动，以促使阻滞的气血疏通，并进一步巩固和加强练功效果。

练功后不可立即冷水洗浴、洗手，如有汗出，宜毛巾擦干，或洗热水浴。因为人在练功时，大量的血液流向肌肉、皮肤，受到冷刺激后，皮肤肌肉中的血管骤然收缩，回心血流量突然增加，易加重心脏负担。练功后也不能立即喝冷水、吃冷饮，以免引起胃肠血管的突然收缩，导致肠胃功能紊乱，引起腹痛、腹泻。值得注意的是，女性习练者在经、孕、产期时，不要练意守丹田，腹式呼吸的幅度和运动负荷量均不可过大。

五、注重日常调养

在日常生活中，习练者要注意通过涵养道德来不断调摄自己意识的控制能力，做到精神宁静而不浮躁，意气中和而不偏颇，达到"二六时间常在禅中，行住坐卧不离这个"的境界。注重情绪调控与道德涵养，不随意乱发脾气，尽量保持愉悦轻松的情绪，也利于脏腑的神志调畅。学练健身气功·六字诀既涉及应用脏腑、经络、气血、五行等传统文化理论体系，也与现代医学、生理学、心理学等方面的知识密切相关。因此，只有从传统文化、现代科学等不同领域、视角提高理论素养，培养现代科学意识，才能充分理解蕴含其中的科学内涵，更好地指导练好六字诀。

人们的生活方式与其健康有着极为密切的关系。健康的生活方式可以使人获得健康，免患许多疾病，而不健康的生活方式则给人带来疾病。要练好健身气功·六字诀，取得更好的健身效果，在日常生活中，调理好衣食住行，促使生活方式健康化相当重要。日常饮食注意不可太过辛辣，不宜进食过多气味浓烈的食物，以免影响脏腑气机功能发挥，要追求食物的多样性，调节营养供给的均衡。勿要过饥、过饱、过食肥腻，勿食过凉、过热食物，要做到戒烟限酒。日常穿着要注意宽松合体、大方得体，能随着气候变化而增减衣服，特别在冬季时要注意保暖，防止硬抗寒冷而徒耗精气神。要保持居住场所环境的整洁、空气的清新流通、湿度温度的适宜，更要注意保持良好充分的睡眠，既不可熬夜，也不可贪睡。要把练功状态延续到日常行为中，抛开一时得失之患，一心一意工作生活，使身体、呼吸、意念在日常生活中尽可能协调一致。

第五节　教学须知

健身气功·六字诀作为一个健身养生项目，具有体育教学的一般特点和共同规律，同时又具有自身的教学特点和特殊规律。作为一名习练者，并非是学会了功法技术，就能去担当老师教授学员，还应该把握好功法的自身特点，灵活运用好教学规律和方法，才能帮助学员学练好功法，使自己成为一名合格的教学者，并获得良好的教学质量和效果。

一、认真备课，制订计划

"凡事预则立，不预则废"。一般而言，健身气功·六字诀的教学对象往往年龄悬殊比较大，身心健康状况也不同，其中不乏有很多健康状况不佳的老年人。学员间的文化水平参差不齐，既有知识层次较高的专家教授和研究生，也有文化水平较低的人；既有为强身健体而来，也有为祛病延年、养生康复来的。因此，在健身气功·六字诀教学中，首先要认真备好课，既要备学员、备教材，还要备教师、备功法。特别是要根据复杂的教学对象，制订出合理可行的教学计划，既要有理论教学，又要有功法实践；既要有重点阐释，又要有难点解答，力争做到计划周密、设计合理。

如在"健身气功·六字诀"教学前，要认真了解本次培训对象的具体情况，比如学员的年龄、知识水平、体质情况、对健身气功的了解和习练水平等情况，进而根据教学时数、教学环境，做好教学准备。要合理安排教学内容，注重教学的导入、导出、练功负荷、教学量、针对性，把握度与量。要针对不同体质、不同练功阶段，分清教学主次，是先讲发音、口型，还是动作、意念，并要指导学员采用适合自己的呼吸发音方法。此外，要注意根据不同人群、不同对象及不同的练功需求，选用组合不同的功法章节与练习方法进行教学。此外，教师要注重自我素质提升，加强理论与功法内在体悟，注重自我实践，避免误人子弟。

二、组织教学，把握规律

教学规律来源于教学实践，又对教学实践起指导作用，同时也受教学实践的检验。在长期的健身气功·六字诀教学经验基础上，经过理论提升而制订的教学要求，既是六字诀教学过程本质规律的客观反映，也是指导六字诀教学实践的基本原理，如科学性与思想性相结合、传授知识与增进健康相结合、因材施教与统一要求相结合等，是师生参与六字诀教学所应共同遵守的准则和规律。由此可见，在教学六字诀过程中，切实把握好符合本功法的教学规律，遵循行之有效的教学原则至关重要。要努力做到因材施教、因人施教，要注意理论与实践结合，选择并合理运用各种教学方法，合理安排教学负荷、教学量，做好相关的热身准备与基础练习。要处理好教师与学员的关系，建立新型的师生关系、和谐的教学关系，为师者要教功育人、德艺双馨，力避个人崇拜与不正之风。

教功过程要注意理论讲授与功法演示相结合。理论讲授是介绍健身气功·六字诀相关的基本知识，如功法源流、功法特点、功理要旨、习练要领、健身作用、练功须知等内容，目的是使学员能够从科学的角度正确认识和了解六字诀，进而充分发挥自己的主观能动性，坚持不懈地学练本功法，同时还需叮嘱学员学练功法切不可急于求成，这对于提高健身效果和预防偏差有着重要意义。功法演示主要是做示范动作，使学员能够直观地学练。可以利用教学示范、挂图、模型和PowerPoint幻灯片、Flash动画、录像带、VCD、DVD、录音带等多媒体电化教学形式进行。尤其是教师的示范教学，既要注意示范技术的准确性、示范位置的合理性，还要注意示范的次数、时机要恰当，以加深学员印象，并突出重点，解决难点。

暗示是指在学练六字诀的过程中通过提示性的默念字句，暗示自己放松入静的一种无声的语言形式，如默念字句"放松""安静"等。而诱导则是教师在指导学员练功过程中，通过简单而良性的语言或词句对学生进行引导，以使学员能够按照练功要求进入松静自然的练功状态，避免浮躁、杂念丛生等现象；或者是教师运用简单的词句引导学员的呼吸吐纳或意识活动，进入愉悦境界。实践证明，运用良性的语言进行暗示和引导学员练功，对提高学员练功兴趣和效果非常有用。需要指出的是，无论是运用讲解、示范，还是分解、讨论等教学方法，最终都要通过学员自身反复、认真的练习来实现功法的掌握和效益的获得。因此，教学中应根据教学任务，有目的地加大练习的密度和强度，可以通过反复练习某个动作、组合动作或整套功法，使学员通过练习不断地完善功法技术，形成正确的条件反射，达到掌握功法、增进健康的目的。

功法教学主要有集体教学和个别教学两种形式。个别教学方式，通常为一个老师带领1~3名学员，这种方式由于学员人数比较少，利于老师较为深入细致地讲解功法，但存在教学人数少，难以满足更多学练人群的需求。集体教学的学员人数往往比较多，便于老师讲解带有普遍性的练功知识和功法技术，也便于学员之间相互启发、互帮互助、活跃气氛，增加习练者的学练兴趣。但是，集体教学也应根据实际把握合适的教学人数，以免人数过多难以照顾周全，影响教学效果。在实际教学中，老师要灵活运用两种教学方式，特别是在教学初期可多采用集体教学方式，讲授具有共性的功法理论和技术要求；待学员基本掌握功法技术后，再多采用个别教学方式，可以深入细致地引导学员加强科学练功。

三、把握标准，监测评估

教学健身气功·六字诀时，应确定练功应达到的身心状态，也称为操作标准。决定身心状态的因素有练功境界、练功时间、练功频度、练功周期等。练功境界是三调操作所达到的水平，有深、浅层次之分。浅层是三调分别操作的协同水平，如调身中的不同姿势、动作，调心中的意念轻重，调息中的呼吸快慢、深浅等，都对练功境界具有明显的影响。深层是三调合一的水平，三调合一又有身心合一、天人合一之不同。练功时间是每次练功的持续时间，一般时间短则功量小，时间长则功量大。练功频度是指两次练功之间的间隔时间，间隔时间短则功量大，间隔时间长则功量小。练功周期是练功持续的天数，从几天开始，可达数月、数年之久。要对练功者的操作标准有充分的估计，做到心中有数，并根据实际情况及时进行调整。

判断操作标准的确定是否合适，可从两方面来监测评估。一是看功中反应，如果功中温热感明显，并且腠理开泄，皮肤湿润或微微汗出，则表明操作标准合适；如果功中大汗淋漓，则说明操作标准过高。二是看功后的反应，如果功后感到神疲体倦，在下一次练功前仍不能恢复，则说明操作标准过高；如果经过一段时间的练功，身心健康没有任何改善，则可能是操作标准偏低。遇到标准过高或过低的情况，均要及时调整学员的练功负荷，使其适合自身的身心健康和功法演练水平，在循序渐进地持续练功中，达到强身健体、促进健康、祛病强身、益寿延年的成效。

四、及时跟进，正向激励

在教学健身气功·六字诀过程中，教师最好能定期地与学员进行沟通交流，并鼓励学员间相互交流讨论，通过及时跟进给予针对性的指导，加强学员功法理论和技术的提升，并解决其在练习中遇到的各种疑难问题。在健身气功·六字诀练功的过程中，身体可能会出现很多的练功反应，这些反应都是体内气机变化的表现。虽然不管出现什么样的气机变化反应，根本的处理方式就是顺其自然"不管它"，可有的学员一旦遇到练功的反应，很可能还是会出现些许的心理变化，这就需要教师在沟通交流中注意聆听学员的反馈，及时分辨是什么样的练功反应，并帮助学员及时处理好练功的各种反应。与此同时，老师也应深入了解学员对功法教学的各种建议和意见，以便在今后功法教学中不断修正提升。

　　实践表明，健身气功·六字诀对内在气息和身心境界的要求较多，因此，教师要注重引导学员从一开始练功即注重内在练功境界的体会与把握，重视身心境界的指引和讲授。讲授教学时，要注意把握学员的练功阶段，根据不同学员的功法掌握程度，分不同阶段有重点地分步教学。尽管如此，学员在实际练功中仍会遇到各种不同的困难，这就需要教师要灵活运用各种有效的教学方法和方式，不断加强对学员的正向激励，鼓励他们不断强化学习动机，提高练功兴趣与信心，以更好地完成既定教学任务，达到预定教学目标。

第四章

健身气功·六字诀答疑解惑

针对本功法学练过程中常见的疑难问题，本章予以汇总归纳并简明扼要地给予解答，旨在强化、补充和完善前面几章阐述介绍的基本内容，帮助习练者更加系统深入地理解功法内涵和学练功法技术。

一、如何理解健身气功·六字诀中的"六字"？

健身气功·六字诀中的"六字"，是指"嘘、呵、呼、呬、吹、嘻"6种特定的发音，均是表示人体吐纳发音动作的字词，每个字都具体对应一种呼气发音的口型。如"嘘"字诀的口型动作，要求嘴角紧缩后引，槽牙（即磨牙）上下对平，中留缝隙，槽牙与舌边亦有空隙；发声吐音时，气从槽牙间、舌两边的空隙中缓缓呼出体外。再如"呼"字诀的口型动作，对应舌体中部下沉，舌的两侧微上卷，口唇撮圆，正对着咽喉，气从喉出后，在口腔中形成一股中间气流，经撮圆的口唇缓缓呼出体外。由此可见，健身气功·六字诀中的6个字，既表示人体的6个呼吸动作、6种具体呼气口型，也表示6种不同的声音。

"六字诀"中6个字的含义，在古书中也能找到相应的阐释。如《声类》中说："出气急曰吹，缓曰嘘。"即"吹"为快速有力地吐出气流；"嘘"则为慢慢地呼气。《庄子》中也有"吹呴呼吸，吐故纳新"的说法。"呼"在此意为吐气，气从口或鼻中出，与"吸"相对。《养性延命录·服气疗病篇》指出："凡行气，以鼻纳气……纳气一者，谓吸也，吐气六者，谓吹、呼、嘻、呵、嘘、呬，皆出气也……时寒可吹，时温可呼，委曲治病。吹以去风，呼以去热，唏（嘻）以去烦，呵以下气，嘘以散滞，呬以解极。"说明运用六个字的吐气念字可以治病，且每个字还有其主治病症。

二、人身有五脏，可为何健身气功·六字诀是六字而不是五字？

按照中医理论，人体是一个以五脏为核心构成的整体，即肝、心、脾、肺、肾。那为什么是六字诀，而不是五字诀呢？这就涉及到第六个字"嘻"字诀的问题。嘻字诀对应的是三焦。三焦是从气的角度，即功能的角度对人体进行划分，与脏腑是一个平行的概念。三焦包括上焦、中焦和下焦。一般而言，横膈以上为上焦，包括心与肺；横膈以下至脐为中焦，包括脾与胃；脐以下为下焦，包括肝与肾、大肠、小肠、膀胱等。上焦如雾，其功能就像蒸腾的雾气一样，将宣发积于胸中的"宗气"敷布全身。中焦如沤，功能是主运化，有腐熟、发酵的作用，故曰沤。下焦如渎，主司人体水液代谢，就像河流之水向下流动一样。三焦总的生理功能，是体腔内几个脏器在食物消化、吸收、排泄等功能方面的总合。

上焦如雾是向上的，下焦如渎是向下的，中焦如沤是运化的，所以三焦是从这三个角度划分人体的功能的。上焦相当于心和肺的功能，中焦相当于脾和胃的功能，下焦相当于肝和肾的功能，可以说调理三焦的练习就是对五脏的整体调整，就是对全身的调整。如果按前面所说，肝、心、脾、肺和肾逐个进行了练习，那么到三焦时就是对整体的练习。比较形象的形容，六字诀先是局部的刺激，再是逐个脏腑强化刺激，最后进行整体、全身的梳理，所以古代一直倡导的是六字诀，而不是五字诀。此外，中医理论特别重视"整体"的观念，专门增加一个针对三焦的练习来强化整体，也是必然的选择结果。

三、健身气功·六字诀与其他健身气功功法相比有何独特之处？

与一般健身气功功法相比，健身气功·六字诀是以呼吸吐纳为主，同时配合嘘、呵、呼、呬、吹、嘻6种特定的吐音方法，在此基础上辅以简单的肢体动作和意念，来调整肝、心、脾、胃、肾、三焦等脏腑及全身的气机，起到内调脏腑、外壮筋骨、强身健体、养生康复的作用。健身气功·六字诀的导引动作仅是辅助，不能因动作导引影响呼吸吐纳和吐音发声，这是本功法有别于一般功法的独特之处。也可以这样说，其他健身气功功法都是先以练形为重点，而六字诀则先以练气为重点。这对于练功的启动气机有更好的校验，是本功法有别于其他健身气功功法的一大特点。

四、为什么健身气功·六字诀要求意与息合、意与形合？

健身气功·六字诀是以吐纳为主，动作导引为辅的功法，练功中如果意识过强或意念过重，很容易导致动作僵硬，而动作紧张又容易导致呼吸急促，进而影响整个练功过程中的"三调"操作质量，使习练者达不到松静自然的要求，反而破坏机体的内部平衡，导致气机失调。因此，在功法习练中，练习者的意念活动要与呼吸及导引相互配合，注意轻松、协调、自然，勿忘勿助，强度适中，既不能有意延长绵缓的吐气发声和轻柔的动作导引，也不能让思想分散，使意识与练功中的呼吸和导引动作相脱离。

五、健身气功·六字诀的呼吸为什么要微微用意？

六字诀呼吸时要注意微微用意，意识不能过强，做到有意无意、绵绵若存。发声吐音时，气息要细而绵长；鼻吸纳气时，要绵柔自然，不能用力，更不可故意使腹部鼓胀或收缩。要掌握健身气功·六字诀呼吸吐纳要领，要求初学者在呼吸时一定要注意微微用意，主要是防止意识过强、呼吸过于着力，引起腹部鼓胀或收缩引起的紧张，进而引发身体不适。此外，由于六字诀对人体五脏六腑气机的调节，主要是依靠口腔不同形态的吐气发音来作用于脏器，呼吸时微微用意，不仅可以使习练者集中注意力，而且更重要的是，可以帮助其有效调节吐音、口型及内在气息，从而取得良好的健身效果。

六、为什么健身气功·六字诀吐气发音时要采用逆腹式呼吸方法？

健身气功·六字诀在整套功法中基本采用自然呼吸的方法，但是在每次吐气吐音的时候用的是逆腹式呼吸方法，即在吸气时小腹微微内收，呼气时小腹放松，自然鼓起。常见的呼吸锻炼方法主要有两种：一种是以肋间肌运动为主的呼吸，称胸式呼吸；另一种是以横膈肌运动为主的呼吸称为腹式呼吸，其中腹式呼吸又分为顺腹式呼吸和逆腹式呼吸。传统气功理论认为，采用逆腹式呼吸方法吸气时，体内的"先天真气"由小腹提升到胸中，而自然界的"后天清气"也同时由鼻孔吸到胸中，这样先、后二天之气在胸中交汇融合；呼气时，交汇产生的浊气由口中呼出体外，充实之后的真气则下降收回到小腹，这样不仅可以起到练气、养气、健身、养生的作用，同时也可以避免因为吐音发声不正确而出现口干舌燥、头晕脑胀甚至疲劳等现象。这也是传统气功理论中关于坎离相交、水火既济、心肾相交的一种练习方法，实践证明其具有明显的健身效果，故本功法在吐气发音时采用了逆腹式呼吸这一方法。

七、如何在健身气功·六字诀练习中将吐气发声和逆腹式呼吸配合好？

把吐气发声和逆腹式呼吸配合好是练好健身气功·六字诀的关键，否则不但会影响练功的效果，有时还会出现口干、疲劳等现象。要使两者配合好，关键是在发音吐气时，人的注意力不是跟着呼气走，而是要体会从自己的口部、喉部、胸部，直到腹部逐步放松和充实的感觉，这种练习方法就是所谓的"神与气合""意随气行"和"气沉丹田"的练习方法。

八、为什么说健身气功·六字诀的发音口型很重要？

健身气功·六字诀在习练中强调口型的重要性而且要求发音准确，是因为不同口型发不同的读音，不同的音又会产生不同的内外气息变化，进而影响体内脏腑气血和经络的运行状况。在《养性延命录·服气疗病篇》中关于六字诀的记载有："凡病之来，不离五脏，事须识根，不识者勿为之耳。心脏病者，体有冷热，吹呼二气出之；肺脏病者，胸膈胀满，嘘气出之；脾脏病者，体上游风习习，身痒痛闷，唏气出之；肝脏病者，眼疼愁忧不乐，呵气出之。"虽然记载中的发声与对应脏器的关系和现在的不同，但反映了不同的吐气发声可使不同脏器内的邪气退出。如果吐气的口型不正确，发音必然有所改变，而改变了的口型及走调的发音，对人体的心、肝、脾、肺、肾、三焦脏器很难有良好的调节作用。所以，掌握正确的发音口型，对于学练健身气功·六字诀取得良好的练功成效至为关键。

九、为什么健身气功·六字诀发音的音调要平？

习练健身气功·六字诀，虽然十分强调发音口型的重要性，但除口型正确、发音准确外，还要注意"六字"发音的音调要平。通俗地讲，人体自然发音有高音、平音、低音之分，高音能使气息高昂向上，平音能使气息平和疏缓，低音则低沉向下。在健身气功·六字诀习练中，如果发音的音调偏高，会促使习练者体内之气上升；发音的音调偏低，则容易导致体内之气下降。在健身气功锻炼中，一般要求人体的内气宜沉不宜升，要上清下沉。如内气上升太过，造成升之有余，容易引起头疼头胀、心烦意乱、心神不宁等；反之，若内气下降太过，导致下陷，则容易出现头晕、眼花等不适反应。所以，健身气功·六字诀的"嘘、呵、呼、呬、吹、嘻"6个字的发音，均采用了"xū、hē、hū、sī、chuī、xī"的平音发音方式。

十、健身气功·六字诀动作导引的意义是什么?

早先的六字诀，应是单纯的呼吸吐纳法，未将吐纳发音与肢体动作相结合。随着功法的历史演变，才逐渐将肢体动作融入六字诀功法中。如胡文焕《类修要诀》中记载的"祛病延年六字法"，已注明要以口吐鼻吸配合动作，"肝若嘘时目睁精（睛），肺知呬气手双擎，心呵顶上连叉手，肾吹抱取膝头平，脾病呼时须撮口，三焦客热卧嘻宁"。发展到健身气功·六字诀，动作导引配合六字吐纳发音更加成熟，其中必然有其相应的意义，一是按照六字诀吐纳法对人体气血升、降、出、入的调整规律进行动作导引，可进一步促进人体气血的运行，并对呼吸吐纳起到相应的辅助作用，获得事半功倍的效果，而不是简单的将动作导引与吐纳相结合。二是健身气功·六字诀是以强身健体、养生康复为主要目的，在呼吸吐纳中加上舒缓圆活、行云流水、婉转连绵的动作导引，可以激发习练兴趣，锻炼外在筋骨，起到练养相兼的作用。

十一、健身气功·六字诀的预备势是并步还是开步站立?

最初的预备势动作，是从两脚平行站立开始的。此次修订后的预备势动作，要求两脚由并步站立开始，身体重心右移，左脚向左旁开一步，两脚约与肩同宽，平行站立，周身中正。这里增加了一个由并步转为开步的过程，不仅更加符合中国传统文化中一生二、静生动、无极化太极的理论，而且利于习练者做好充分的练功准备，使习练者身心由杂乱的日常生活状态快速过渡到调心入静的练功状态，为接下来整套功法的演练打下一个良好的身心基础。

十二、做健身气功·六字诀预备势时，膝关节过直或过曲怎么办？

习练健身气功·六字诀预备势，要求两膝微屈。由于这一动作对膝关节的微屈程度没有具体的尺度标准，习练者在预备势实际练习中，膝关节往往动作不到位，不是过屈，就是过直。从教学实践来看，所谓两膝过屈，是指膝关节弯曲动作偏大，导致大腿肌肉为了维持人体姿势用力收缩，使下肢肌肉与关节紧张，不利于气血运行。膝关节过直，是指膝关节完全伸直，犹如军人列队时两膝强直站立，有碍于气机的舒畅。正确的两膝微屈，实际上是指膝关节处于屈与伸之间的动作，膝关节从外观看起来是直立的，但实际上大腿前后肌群相对放松，两膝呈似屈非屈、似直非直的状态。要掌握或体会到这种状态，习练者可以在屈膝和伸膝中反复比较，找出大腿前后肌群均处于最佳放松时的状态，即可避免做预备势时膝关节的过直或过曲的错误。

十三、如何纠正健身气功·六字诀起势时的动作松散问题？

在起势练习中，常常容易出现两掌上托、下按导引时，肩、臂松坠，两肘向后等动作松散现象。出现这种情况会导致肩、臂下坠而压迫胸胁，致使胸廓的舒缩运动受到阻碍，影响正常的呼吸运动；同时，还会使该动作由原本是两臂的导引，变为只是肘关节的屈伸运动，影响动作的舒展和气机的升、降、出、入。正确的起势导引动作是在两肩舒展、两腋虚空、两肘外展的同时，注重虚领顶劲，使两掌在肩的带动下完成托、按、拨、拢的动作，这样不仅利于导引和呼吸的配合，而且利于胸廓的舒展和收缩，还利于使外在的动作导引和内在的气机运行做到协同一致。由此可见，纠正起势时的动作松散，关键要做到虚领顶劲、两肩舒展、两腋虚空，同时注意两肘略外展，在两掌托、按、拨、拢时注意以肩带动手臂、以臂带动手掌。

十四、健身气功·六字诀的起势动作，两掌为何要托、按、拨、拢？

健身气功·六字诀的起势，要求两掌向上缓缓托起至胸前；两掌向下缓缓下按至肚脐前；两掌外翻缓缓向前拨出，至两臂成圆；两掌内翻向内，缓缓收拢至虎口交叉轻覆在肚脐上，即两掌在体前要做上托、下按、外拨、内拢四个连续动作。之所以两掌要做托、按、拨、拢动作，主要是通过与下肢的节律性屈伸动作，辅助呼吸并引导体内气血的运行，从而调动人体气血的升、降、开、合，促进全身气血畅通，为后续各势练习做好"热身"启动的准备。

十五、如何正确做好"嘘"字诀的发音和口型，有何检验方法？

"嘘"（xū）字音，属牙音，采用如下操作方式，可帮助形成正确的"嘘"字诀的发音口型。

操作一：如开会时提醒别人不要说话，齿微张口唇撮圆前伸并且放松，像吹蜡烛似的，同时食指竖在嘴前，发出"嘘"声音的样子，体会气息从两嘴中间呼出体外，此时的舌和齿就是嘘字诀要求的位置；然后，在此口型的基础上，面带微笑，嘴角向后引，再发出"嘘"声音，食指竖在嘴前无气息流动感，体会气息从两嘴角呼出体外，这时的口型是嘘字诀的基本口型。

操作二：先做唇齿微张，发拼音"x（西）"的声音，这时的口型是嘘字诀的基本口型；然后，在此口型的基础上，口唇微微用力拉"扁"，发"ū（吁）"的声音即可。此时的口型应为：双唇和齿微张，有横绷之力，使嘴角后引，口唇呈"扁"状，槽牙上下平对而中间留有空隙，舌尖向前放平，两边向中间微微卷起，舌体微微后缩，舌两边与槽牙之间也留有空隙。

通过上述操作，即可形成嘴角略向后引、槽牙（即磨牙）上下平对、中留缝隙、槽牙与舌边亦有空隙的发音口型，气息则会从槽牙间、舌两边的空隙中经过两嘴角而呼出体外；此时，往往会在舌前部的两边出现有发热、或凉、或痒等感觉。

十六、为什么"嘘"字诀要求两目渐渐圆睁？

在健身气功·六字诀中，"嘘"字诀主要是调整人体的肝气。古文献《童蒙止观·治病第九》记述："心配属呵肾属吹，脾呼肺呬圣皆知，肝藏热来嘘字至，三焦壅处但言嘻。"由此可见，口吐"嘘"字具有祛肝热的作用。而中医认为"肝开窍于目""目为肝之外候"，肝的经脉上联于目系，目的视力有赖于肝气疏泄和肝血的濡养。因此，口吐"嘘"字音时，要求两目渐渐圆睁，可达到强化调理肝之功能的目的。

十七、为什么习练"嘘"字诀时要左右转体、伸展手臂？

本功法中"嘘"字诀与肝相对应，口吐"嘘"字，具有泄出肝部浊气、调理肝脏功能的作用。中医认为，"两胁属肝""肝有邪，其气留于两胁"。做"嘘"字诀时，习练者两脚站立不动，身体向左或向右交替旋转90°，同时手掌向上，由腰间缓缓向左或向右交替伸展，可导引内在的气机运动，使左右两胁间的肝气得以升发，调和肝部气血，从而对"嘘"字诀起到辅助性的强化调节作用。此外，身体的左右反复旋转，还可以使习练者腰部及腹内的组织器官得到良性的按摩挤压锻炼，不仅能提高习练者的腰膝及消化功能，而且还能促使带脉得到疏通与调节，进而使全身气机得以顺利升降。

十八、怎样解决"嘘"字诀身体侧转不充分问题？

做"嘘"字诀时身体侧转不充分，是指人体在向左或向右90°的转体，同时手掌向转体方向伸出时，身体的转体角度小于90°，手掌伸出的方向不在正侧向，手臂与两肩形成小于90°夹角的现象，这主要是与腰部旋转不充分及下肢髋、膝、踝关节的紧张有关。要解决身体侧转不充分的问题，在习练中就必须有意识地做身体向左或向右的转动，使人体充分侧转，两胁部位得到拧紧，腰部带脉得到梳理。此外，身体下肢的髋、膝、踝各关节要保持相对的放松，便于下肢各关节向左、向右地旋转扭曲，同时注意脚跟不能虚空或离开地面。

十九、如何克服"嘘"字诀中身体容易前倾的问题？

身体前倾是指身体在向左或向右90°的转体中，随着手掌向转体方向伸出，口吐"嘘"字音时，身体容易出现向前探身前倾、重心移至同侧脚上的情况。由于身体前倾使身体重心移至同侧脚上，另一侧脚底虚空，容易导致身体站立不稳。而脚底的虚空，使其同侧本应扭紧的身体处于相对放松的状态，导致两胁部位得不到有效旋拧，腰部气血得不到有效调和，带脉也得不到相应梳理。造成身体前倾的原因，主要是手臂伸展过程中，躯干随手伸出的动作向前探出、头部不够中正、脚跟站立不稳并随身体转动抬起等。因此，要克服身体前倾现象，主要是要在保持虚领顶劲、尾闾中正的基础上，沿身体垂直轴向左或向右旋转，旋转时注意两脚要踏地、身转脚不移、脚跟不离地。

二十、如何正确做好"呵"字诀的发音和口型，有何检验方法？

"呵"（hē）字音，为舌音。采用如下操作方式，可帮助形成正确的"呵"字诀的发音口型。

操作一：如运动员在百米赛跑后，往往会张口急换气，发出"呵"声音的样子，体会气息从张口中呼出体外，此时的舌就是呵字诀要求的位置；然后，在此口型的基础上，将唇齿合拢至微张，再发出"呵"声音，此时口型应是呵字诀的基本口型。

操作二：先做唇齿微张，发拼音"h（喝）"的声音，这时口型就是呵字诀的基本口型；然后，在此口型的基础上，接着发"e（饿）"的声音即可。

通过上述操作，即可形成唇齿微张、口处于半张状态、舌体微微后缩并上拱、舌体后部两边轻贴上槽牙的发音口型，气息则会从舌面与上腭间缓缓呼出体外；此时，习练者往往会在舌尖部有发热、或凉、或痒等感觉。

二十一、为何习练"呵"字诀时要两手下插外拨、捧掌上翻？

按照功法编排原理，这个动作可以起到引气内行，促使心肾相交的作用。动作中微微屈肘收臂、两掌小指一侧相靠，使两掌掌心向上形成"捧掌"，以及目视两掌心、在缓缓直膝中屈肘、两掌上捧至胸前、掌心向内的动作导引，可以促使肾水上升，以肾阴之水制约心阳之火，而心火下降温肾，与肾水上升制火协同作用，能起到心肾相交、水火既济，调理心肾功能的效果。此外，动作中通过两掌捧、翻、插、拨等动作，还可以使肩、肘、腕、指等各个关节做柔和连续的屈伸旋转运动，从而锻炼上肢关节的柔韧性和协调性，利于防治中老年人上肢骨关节退化等病症。

二十二、如何解决"呵"字诀中两掌相捧及向上导引时的"捧"姿问题？

"呵"字诀中的两掌导引，主要是通过口呼"呵"音和两掌下插、外拨、内翻、上捧等动作，导引人体气机的下降、外开、合聚、上升等规律性运动。完成这一动作除要求目视两掌心，以鼻吸气外，两掌要注意放松，十指关节自然弯曲，手臂的肌肉、关节也随之松弛，两掌相捧的动作导引犹如捧甘泉之水一样的轻柔，给人以甜美的感觉。相反，如若手掌比较生硬，动作僵硬如机械运动一般，则整个上肢动作不仅会因此失去轻柔、舒缓、圆活的运动，而且也不能有效导引人体气机的交互运动。要改变两掌相捧及向上导引时"捧"姿生硬的问题，习练中必须注意两掌的放松，五指自然并拢弯曲，使整个动作柔和缓慢地上捧。

二十三、如何正确做好"呼"字诀的发音和口型，有何检验方法？

"呼"（hū）字音，为喉音。采用如下操作方法，可帮助形成正确的"呼"字诀的发音口型。

操作一：如人在过生日时，用力吹蜡烛的动作，先吸一口气，并将口唇撮圆前稍用力伸，一口气将蜡烛吹灭；在此口型基础上，接着发"呼"的声音即可。

操作二：先做唇齿微张，发拼音"h（喝）"的声音；然后，在此口型基础上，口唇撮圆前伸用力拉接着发"u（呜）"的声音即可。

通过上述操作，即可形成唇齿张开、口唇撮圆前伸似桶状、舌平放前伸、舌体下沉、舌两侧上卷的发音口型，气息则会从喉出后，在口腔中部形成一股中间气流、经撮圆的口唇中间慢慢呼出体外；此时，往往在舌中部感觉有发热、或凉、或痒等现象，还可能在面颊的颧骨下面出现酸胀感。

二十四、"呼"字诀中两手的外开内合动作偏高怎么办？

"呼"字诀的动作导引，两掌在上势"呵"字诀后，转掌心对肚脐，两掌随两膝的缓缓屈伸，反复地做向内合拢与向外展开的肢体动作。要求动作中展开的掌心间距与两掌至肚脐间的距离相等，两掌开合时掌心要始终对着肚脐。在实际练习中，学员往往出现两掌及与肚脐间的距离不相等的现象，甚至手掌心也不能很好地对着肚脐，从而影响"呼"字诀的健身效果。从功法编排的原理上看，"呼"字诀调理的是人体脾胃。中医理论认为，人的脾胃功能主要是承载、运化饮食水谷，是人体后天精气的来源。而肚脐即神阙穴，是胎儿在母体中接受营养精气的门户，是"生命之根蒂"，又是任脉上的重要穴位之一。由于任脉总领一身阴经，循行于胸腹正中，上联心肺，中经脾胃，下通肝肾，所以神阙穴为精气之海，五脏六腑之本。手掌心对着神阙穴做开合导引，可起到调理精气、健脾强肾、和胃理肠的作用。出现两掌开合动作偏高的问题，主要是因为不理解手掌对着肚脐导引的意义，致使思想大意而掌心的高低带有随意性。此外，动作开合中

174

没有做到虚腋、松肩、坠肘的同时肘向左右对撑，导致两掌外开时，臂掌不能外撑，手臂没有成圆，使两掌间距以及两掌掌心与肚脐间的距离不相等。要避免上述错误的发生，关键是要明了动作的内在涵义，导引时虚腋、肘稍抬，向左右两侧对拔，顺势打开肩关节，手臂外开时外撑成圆，使劳宫穴与肚脐在水平线上三点成等边三角形。持久锻炼以后，劳宫穴与丹田会有一种气机相连的抱球感受。习练时意念始终不离丹田，也始终不离劳宫穴与丹田中心的这种气机状态。此时，能自然地觉知到两手的高度。

二十五、 如何正确做好"呬"字诀的发音和口型，有何检验方法？

"呬"（sī）字音，为齿音。采用如下操作方法，可帮助形成正确的"呬"字诀的发音口型。

操作：体会冬天人在室外穿得少感觉很冷时，双手抱胸，牙齿合拢，口唇微张，倒吸气发"呬"的样子，此时牙后感觉有凉感，呬字诀口型也就基本形成；然后，在此口型基础上，变吸气为呼气，接着发"sī（呬）"的声音即可。

通过上述操作，即可形成口唇微张、上下门牙对齐、舌尖放平伸向上下齿缝内并轻抵下齿，嘴角微微后引的发音口型，气息则会从上下齿间的缝隙中慢慢呼出体外；此时，往往会在前部牙齿有震动、凉丝丝或在舌尖的两侧有凉、痒等感觉。

二十六、"呬"字诀中的"藏头缩项"有何涵义？

"呬"字诀中的"藏头缩项"，即是两掌至胸部，掌心相对，指尖向上立于肩前，同时两肘下落夹肋，两肩胛骨向脊柱靠拢，展肩扩胸，目视斜前上方的动作过程。该动作可以使胸廓充分扩张，吸入较多的自然清气，布满胸腔；同时，导引动作中的小腹内收，还可以使丹田之气上升到胸中，使先天、后天二气在胸中会合，促进气血在肺内的充分融合与气体交换，具有锻炼肺的呼吸功能，有助于"呬"字诀吐音时呼出肺之浊气，强化调理肺脏功能的作用。此外，肩胛骨的充分内收及"藏头缩项"后的松肩推掌，可以刺激颈项、肩背部周围的穴位，能够有效地解除颈、肩、背部的肌肉和关节疲劳，防治颈椎病、肩周炎和背部肌肉劳损等病症。

二十七、如何做好"呬"字诀中的藏头缩项动作？

初学者由于未完全掌握动作技术，实际练习藏头缩颈动作时，很容易出现两肘外张、耸肩缩头、下颌没有微仰，或只有展肩扩胸，颈项后缩不充分，以及立掌、展肩扩胸与藏头缩颈同时完成等错误，不利于发挥藏头缩颈的健身效应。从健身原理来讲，"呬"字诀主要是锻炼人体的肺脏，两肘内收夹肋，肩胛内收，可以充分地扩张胸廓，提高肺活量，增强人体摄氧量，使人体在胸廓的舒缩变化中增强呼吸肌力量，改善呼吸功能。此外，导引中的耸肩缩头、下颌微仰动作，使导引力点集中指向大椎穴，从而刺激大椎穴，对呼吸功能具有调节作用；同时颈项用力，还能改善颈肩肌肉等软组织疲劳，增强局部肌肉力量，促进局部血液循环，对颈肩疾病具有良好的预防、改善作用。因此，做好"呬"字诀中的藏头缩项动作，必须先做到立掌于肩前，两肘内夹，以利于肩胛内收和胸廓扩展；在两肩和胸廓扩展后，完成藏头缩颈时，要求肩微上耸、下颌微抬，使颈项部位的软组织处于均衡用力当中。

二十八、如何正确做好"吹"字诀的发音和口型，有何检验方法？

"吹"（chuī）字音，为唇音。采用如下操作方法，可帮助形成正确的"吹"字诀的发音口型。

操作可分三步进行：第一步，舌尖轻抵上齿内侧，两唇和牙齿稍微张开，发拼音"ch（吃）"的声音；第二步，把张开的两唇稍微闭合，舌尖放平，发拼音"u（乌）"的声音；第三步，两唇再稍微张开一些，同时舌尖轻抵在下齿内侧，发拼音"i（衣）"的声音。

将上述三步连接起来操作，即可形成舌体与嘴角微后引、槽牙相对、两唇向两侧拉开收紧、舌尖轻抵下齿的发音口型，气息则会从喉出后、经舌两边绕舌下、自舌与唇之间再经唇间缓缓呼出体外；此时，往往会在舌后部和口腔后硬腭部有发热、或凉、或痒等感觉。值得注意的是，"吹"发音与其他字诀的发音口型有着显著不同，那就是其口型形成是一个变化的活动过程，气息流动也相应比较富有变化，需习练者细心揣摩、反复实践。

第四章 健身气功·六字诀答疑解惑

二十九、"吹"字诀中两臂环抱于腹前时动作僵硬怎么办？

完成"吹"字诀的上肢导引动作，要求两掌于腹前回收，轻抚肚脐两侧，再沿带脉向后推摩至腰部；屈膝下蹲时，两掌要顺势向下沿腰骶、大腿外侧下滑，然后屈膝敛臀，屈肘向前抬前臂。初学者常把直臂腹前举的动作，变成两臂环抱腹前的动作，且往往动作比较僵硬，缺乏柔和舒缓的美感。造成上肢动作僵硬的根源，多半是由于肩、肘、腕关节的过于僵硬伸展造成的。由于各关节周围软组织用力收缩，关节相应紧张，使前伸平举的两臂易呈僵硬状态。因此，在上肢动作导引中，如果有意识地做到肩、肘、腕关节放松，使两臂在放松中下滑，当两手下滑至裤缝时，前臂放松顺势向前抬起，腋下虚空，掌心相对，指尖朝前，手指放松，便不会出现两臂环抱于腹前、动作僵硬的问题。

三十、如何正确做好"嘻"字诀的发音和口型，有何检验方法？

"嘻"（xī）字音，为牙音。采用如下操作方法，可帮助形成正确的"嘻"字诀的发音口型。

操作一：先做好呵字诀的口型，此时已接近嘻字诀的基本口型；然后，在此口型基础上，面部呈微笑状态，嘴角略向后引，把槽牙上下轻轻用力咬合，接着呼气发"嘻"的声音即可。

操作二：先做好嘘字诀的口型，此时已接近嘻字诀的基本口型；然后，在此口型基础上，面部呈微笑状态，把槽牙上下轻轻用力咬合，舌尖放平并轻抵下齿中部，接着呼气发"嘻"的声音即可。

通过上述操作，即可形成口唇微张而稍向内扣、槽牙上下轻轻咬合、上下门牙对齐但不闭合、舌尖放平并轻抵下齿、嘴角微微后引的发音口型，气息则会从两侧槽牙边的缝隙中慢慢呼出体外；此时，在两侧舌边往往会有发热、或凉、或痒等感觉。

三十一、如何纠正"嘻"字诀时两臂上举成弧形的问题？

"嘻"字诀中的两掌上下开合动作，要求导引中两臂在体前提肘，带动手掌至胸前，再经面部向左右分掌、外开、上举，掌心斜向上；随后，两掌回收至胸前，在屈膝下蹲的同时，两掌下按至肚脐前，向下、左右分开至髋旁约15厘米处，掌心向外。在完成该动作导引时出现的所谓两臂上举成弧形，主要是指上臂与前臂的夹角问题。要纠正两臂上举成弧形动作的错误，首先，要提肘带手，经体前上提至胸，使肘约与肩同高；其次，当肘约与肩同高时，上臂保持高度不变，两肘向后打开，同时两手上提、分掌、外开，上臂成水平，前臂打开约成135°。

三十二、健身气功·六字诀发音时，是出声还是不出声好？

健身气功·六字诀发音的三种方式——大声、小声与无声，是循序渐进的三个习练阶段，都应该先后掌握。对于健身养生而言，总的原则是"先出声，后无声"。具体来说，对于初学者，可以吐气出声，主要是为便于校正口型、体会气息、防止憋气；待功法熟练后，则应逐渐转为吐气轻声，乃至匀细柔长的无声状态。

三十三、如何区分健身气功·六字诀的扶正补气与祛邪泻实?

健身气功·六字诀的扶正、补气主要表现在发音吐气后的吸气，动作导引中两手外开、外拨后的内收、内拢及捧掌内翻，意想天地之精华纳入体内，练功的收功，练功过程中的身心合一等练功过程；其祛邪、泻实则主要表现在呼吸吐纳中的吐气发音，动作中的两手外开、外拨导引，吐音中的两目睁圆，吐气发音中的微微用意，意想脏腑浊气排出体外等过程。由此可见，健身气功·六字诀实际是一个既扶正补气又祛邪泻实的功法。六字诀现存最早的文献《养性延命录·服气疗病篇》记载："纳气有一，吐气有六。纳气一者，谓吸也；吐气六者，谓吹、呼、唏（嘻）、呵、嘘、呬，皆出气也……委曲治病。吹以去风，呼以去热，唏以去烦，呵以下气，嘘以散滞，呬以解极。"同时指出，"心脏病者，体有冷热，吹呼二气出之；肺脏病者，胸膈胀满，嘘气出之；脾脏病者，体上游风习习，身痒痛闷，唏气出之；肝脏病者，眼疼愁忧不乐，呵气出之"。该文献中的六字与脏器虽然与健身气功·六字诀的对应有所不同，但六字诀的吸气方法只有一种，用口吐气却有吹、呼、唏（嘻）、呵、嘘、呬六种，而这六种吐气不但可以去热、风、烦、寒等邪气，还可以散出脏器的胀满、痛闷等气结。按照传统中医辨证施治的原则，六字诀的吸气与六种吐气，是一个既扶正补气又祛邪泻实的吐纳调气法。

三十四、如何正确理解健身气功·六字诀的补泻问题？

补泻在中医学理论中是相对而言的，并非绝对概念。以动作外展与内收而言，则外展为泻，内收为补；以意念外散与内聚而言，则外散为泻，内聚为补；以呼吸而言，呼气为泻，吸气为补；以呼气有声无声而言，则有声为泻，无声为补。所谓"阴阳中复有阴阳"，正是这个意思。健身气功·六字诀采用逆腹式呼吸，培育内气，仅在发声时用口呼气，其他时间鼻吸鼻呼以保持平衡，同时增加动作导引，促进补泻平衡。因此，健身气功·六字诀是将呼吸、发音、动作、意念等协同在一起，展现出泻实补虚的综合作用，而非单纯的泻实。这种泻实补虚的作用，可以有效调整习练者的机体，使"虚则补之，实则泻之，不虚不实，以平取之"，达到"阴平阳秘，精神乃治"的健康状态。

因此，各种人群皆可习练健身气功·六字诀，只是不同人群的练习侧重点有所不同。一般而言，体质强壮的实证和病理机能表现为有余者在练习时可侧重于动作的外开、意念的外散、呼吸的呼气及发音有声，这样有助于脏腑病理有余之实气发散于外，所谓"实则泻之"。体质虚弱的虚证人群练习发音时可侧重于动作的内收、意念的内聚、呼吸的吸气及发音无声，这样有助于吸纳外界清气收入体内，所谓"虚则补之"。对于虚实不明显的人群，则宜均衡做好动作的外开与内收、意念的外散与内聚、呼吸的呼气与吸气；待发音熟练后，平时以无声发音为主，以使补泻均衡，虚实相宜，所谓"平补平泻"。

另据脏腑经络的五行相克原理，体虚者尚可念"克我"之字。如脾胃病，并见呕吐酸水者，这是由于肝木旺而克脾土造成的，因此，为了疏泄肝气，可以配合默念嘘字，以缓和之。需要强调的是，无论是实证，还是虚证，均宜遵守《圣济总录》所说："疾已即止。"练得不宜过多、过猛，均应注意根据自身实际情况与练功感受随时调整，总宜"以平为期"。

三十五、日常习练健身气功·六字诀，是单练一诀还是全套练习好？

六字诀一个字诀配一脏腑，故可以单独练一字诀或几个字诀，也可一个字诀连续练数遍后再练其他字诀。当单练某个字诀时，以"起势→某个字诀→收势"这样的组合习练为佳。人体是一个有机整体，健康人群一般应全套练习，不突出某一字诀。若是某脏腑存有疾患的习练者，可在医师的指导下，根据五行生克与脏腑经络虚实盛衰等情况，采用重点练某一字诀或某几字诀的方法辨证练功，切忌自己盲目练习。此外，可按四时与节气的变化或结合自身情况，在全套练习的基础上，从六字诀中选择相关的字诀进行单独习练，亦称拆功强化习练法。

三十六、健身气功·六字诀为何按嘘、呵、呼、呬、吹、嘻顺序习练？

明代冷谦《修龄要旨》记载有《四季却病歌》，曰："春嘘明目木扶肝，夏至呵心火自闲，秋呬定收金肺润，肾吹惟要坎中安，三焦嘻却除烦热，四季长呼脾化餐。"此歌诀不仅介绍四季与五脏、六音的关系以及六音的作用，而且也说明古人养身注重和于自然、遵循五行相生的规律要求。根据五行相生理论，五行之间的关系是木生火、火生土、土生金、金生水、水生木；五行与五脏分别对应为木—肝、火—心、土—脾、金—肺、水—肾；六音与脏腑对应关系为嘘—肝、呵—心、呼—脾、呬—肺、吹—肾、嘻—三焦。由于健身气功·六字诀旨在祛病强身、养生康复，故采取了五行相生的原理，按照嘘、呵、呼、呬、吹、嘻的排序进行练习。

三十七、习练健身气功·六字诀是否可以同时练习其他功法？

就一般强身健体、祛病延年而言，我们提倡法贵精专的锻炼方法，可以选择1至2种适合习练者学练的功法持之以恒地进行锻炼。主要原因是不同的功法对人体气机的作用原理、调整方式等存在不同，如一个人同时学练多种功法，可能会出现人体气机紊乱的情况，也不利于人体有序化良性生命状态的形成，反而容易浪费时间和精力，起到事倍而功半的消极作用。当然，作为健身气功社会体育指导员，可以在精炼1至2套功法基础上，适当地再多学练几套功法，一是利于掌握更多的功法机能，教会更多爱好者分享健身气功带来的健康生活；二是这是个人涵养道德的一个重要途径，在教学相长中提升身心境界。

三十八、雾霾天习练健身气功·六字诀应注意什么？

练功环境是任何功法锻炼都很重视的一个方面，对于以呼吸吐纳为主的健身气功·六字诀而言，良好的自然环境更是非常重要。在雾霾天时，一般禁止户外习练健身气功·六字诀，也不要戴口罩在户外练习。因为六字诀呼吸吐纳的练功方式，更容易使雾霾天气下空气中的可吸入颗粒物进入人体，不但起不到吐故纳新的作用，反而会对人体造成伤害，有损于身体健康。戴口罩会严重影响六字诀发音与呼吸操作，同样起不到应有的作用。因此，雾霾天气时可以暂停练功，如果确实需要练习，应选择空气相对清新的室内进行练功。

三十九、怎样运用健身气功·六字诀调整日常生活中出现的情志波动？

情志生于五脏，五脏之间生理有生克关系，病理上有着乘侮关系，故情志之间也存在这种关系。因此，习练健身气功·六字诀可运用情志的五行归属与生克制化关系来调整情绪，达到养生防病的目的。怒为肝志，属木，对应口诀为"嘘"。在日常生活中经常会碰见"郁怒"的情况，即敢怒不敢言的情况。肝郁生火，如不化解，久必成病，肝旺乘土，即侵犯脾胃，必需平肝和胃，可用六字诀中的"嘘"字诀，泻其肝火以平抑之。如因故"大怒"引起肝气横逆上冲而犯心火，可念"嘘"字诀及"呵"字诀（心）以平抑肝心之火，这就是母子同调法。喜为心志，属火，对应口诀为"呵"。过喜则伤心。无论在任何情况下，遇到大喜之时，情绪不宜过于激动。一旦发现心跳过快或心前区不适，应稳定情绪，口念"呵字诀"，以泻其过激之心情。

思为脾志，属土，对应口诀为"呼"。在剧烈竞争的社会中，由于用脑过度，不思饮食，夜眠不安，这也是忧思伤脾，久则致病。在这种情况下，可在习练六字诀时多念"呼"字诀。因"呼"字诀属脾，即可调理脾胃，改善消化功能，同时由于夜眠不安是由于母（心）病及子（脾），可加念"呵"字诀，采用母子同调法。悲为肺志，属金，对应口诀为"呬"。在日常生活中有大悲失意之时，一定要稳定情绪，不能长期持续下去，应在习练六字诀中多念"呬"字诀，以泻其肺气，缓解悲念。如同时伴有解不开的郁怒，可加练"嘘"字诀，以祛"反克"之象，可减少因肝郁引起的压力。恐为肾志，属水，对应口诀为"吹"。惊恐伤肾。俗话常说"他吓得尿水直流"，就是因受惊恐而引起排尿失禁。因此，在生活中若遇到巨大惊恐时，首先要稳定情绪，并念六字诀中的"吹"字诀，可帮助受惊之情绪慢慢安定下来。

上述五种情志变化，在日常生活中往往经常发生。为了缓解这些症状，减少情志变化的压力，轻者可用念六字诀中针对相应脏器的字诀的方法进行自我调节。如肝念"嘘"，心念"呵"等方法，使失衡脏器得到平衡。若思虑伤脾，食欲不振，又引起心火上炎，夜眠不安，则可二脏同调，同时念"呼"字诀（脾）及"呵"字诀（心），为子母同调法。一旦出现激烈的情志变化时，则先要自我安定情绪，在念六字诀的同时，需要积极进行心理疏导及相应药物的治疗。

四十、既然健身气功·六字诀能帮助调节情志，是否平时可随便动情绪？

虽然可运用情志的五行归属与生克制化关系，强化健身气功·六字诀某些字诀的锻炼来调整情绪，但是这种调控相对缓慢，而且有其局限性，切不可心存依仗心理，肆意妄动情绪。中医理论认为，"志一而动气"，也就是说情志变化会影响人体气机的变化，正如《黄帝内经·素问·举痛论》所说："怒则气上，喜则气缓，悲则气消，恐则气下，惊则气乱，思则气结。"《三因极一病证方论·七气叙论》也指出："喜伤心，其气散；怒伤肝，其气出；忧伤肺，其气聚；思伤脾，其气结；悲伤心离，其气散；恐伤肾，其气怯；惊伤胆，其气乱。"练功之人，由于意念情绪对气机的调动能力更强，其情绪的剧烈波动产生的危害也比不练功之人大。因此，习练健身气功·六字诀之人，要时时刻刻将情绪调节到中和安舒的状态，必须把涵养道德、修养意识走在练功的前面，正如《素问·上古天真论》所说的"恬淡虚无，真气从之，精神内守，病安从来"。在日常生活中要注意涵养自己的道德，遇事要多想开，保持平和心态，不要随便动情绪，少一些起伏不定。只有这样，才能更好地健康身心、预防疾病。

四十一、习练健身气功·六字诀中出现哪些现象是正常反应？

练功时身体可能会出现一些感觉，如酸、麻、热、胀、凉、痒、虫爬行等，有人称之为八触，这些都是正常的练功反应。当然，不是每个习练者都会出现上述现象，也不是每次练功都能出现，更不是每次练功时所有的感觉都会同时出现。因此，习练者不必去追求这些练功反应，遇到这些反应也不必大惊小怪，一切应顺其自然，自会消逝而去。

四十二、初学健身气功·六字诀出现头脑昏胀、胸闷胁满等症状怎么办？

练功出现这种身体不适的问题，主要是由于没有正确掌握呼吸方法所致。练功时一定要注意呼吸与动作的协调配合，要做到肢体动作的快慢是由习练者呼吸的长短来决定的，否则容易产生憋气、努气等现象，进而使全身紧张，气就不能下沉于丹田，从而造成头昏脑胀、胸闷胁满的不适症状。一旦遇到上述情况，可暂时停止习练，待症状消失或者基本消失后再行练功。必须指出，健身气功·六字诀初学时一般人都不可能出现这样的症状，但也必须明了，随着练功的深入，会出现很多的练功反应，而这些练功反应一般都是因为练功而长功的表现。一旦反应过去，身体健康水平就迈上了一个新的台阶。

四十三、习练健身气功·六字诀如何算是调心入静了？

所谓"入静"，是指练功时排除一切杂念，思想和情绪进入一种平稳安宁的状态。从本质上讲，人体生命活动的每一瞬间都是在不断运动变化着的，因此练功时的调心入静是相对于动而言的，是通过内向性的意识运用，把没有秩序的、散乱的意念活动变成有规律的、单一意念活动的过程。习练健身气功·六字诀只要能够做到呼吸自如、念字准确、动作柔和、神息相随就算初步入静了。必须指出，练功时不要有想入静和体会有没有入静的丝毫念头，因为这本身就是杂念，重要的是集中精神、专一心念练功。此时，除了练功之外，任何其他事物好像都不存在一样。当然，这种入静状态并非每一次功法锻炼都能出现，有时偶尔出现，有时常常来临，有时交替反复出现，需要习练者多加细心体会。

四十四、为什么习练健身气功·六字诀结束时必须要做收势？

收势动作不仅要做，而且还要高度重视。收势的目的，一是功中各字诀和肢体动作锻炼的侧重点不同，气血在身体各部的流注也就因之而异，通过收势，可使流注身体各部分的气血得到调和，并由炼气转为养气，达到引气归元、巩固练功效果的目的；二是把习练者从练功状态中渐渐恢复到正常状态，有人形象地比喻说，练功全过程犹如辛勤地耕作，收功是秋收时的颗粒归仓。如草草收功或收不好功，则练功时所调动起来的全身气血就不能归元。如有要事，收功可不做其他动作，直接合掌于肚脐、意守丹田就行了。

参 考 文 献

［1］江慎修. 河洛精蕴［M］. 北京：学苑出版社，1989.

［2］方积乾. 生存质量测定方法及应用［M］. 北京：北京医科大学出版社，2000.

［3］孙思邈. 备急千金要方［M］. 北京：人民卫生出版社（影印），1992.

［4］胡愔. 黄庭内景五脏六腑补泻图［M］. 北京：中国中医药出版社，2016.

［5］周履靖. 赤凤髓［M］. 上海：上海古籍出版社，1989.

［6］高濂. 遵生八笺［M］. 北京：人民卫生出版社，2007.

［7］智颛. 童蒙止观校释［M］. 北京：中华书局，1988.

［8］陶弘景. 养性延命录校注［M］. 北京：中华书局，2014.

［9］葛洪. 抱朴子［M］. 上海：上海书店，1986.

［10］国家体育总局健身气功管理中心. 健身气功·六字诀［M］. 北京：人民体育出版社，2003.

［11］国家体育总局健身气功管理中心. 六字诀七日练［M］. 北京：人民体育出版社，2014.

［12］国家体育总局健身气功管理中心. 健身气功社会体育指导员培训教材［M］. 北京：人民体育出版社，2007.

［13］中国健身气功协会. 走进健身气功［M］. 北京：北京体育大学出版社，2006.

［14］马礼堂. 马礼堂养气功功法［M］. 北京：北京广播学院出版社，1991.

［15］马礼堂. 正宗马礼堂养气功［M］. 北京：人民体育出版社，1995.

[16] 周稔丰.八段锦大法 [M].天津：天津大学出版社，1996.

[17] 周潜川.峨眉十二庄释密 [M].太原：山西人民出版社，1960.

[18] 解佩启.周易八卦指针疗法 [M].北京：北京体育大学出版社，1991.

[19] 范欣.六字真言 [M].吉林：吉林科技出版社，1989.

[20] 沈鹤年.内养功和六合功 [M].青海：青海人民出版社，1983.

[21] 刘天君.中医气功学 [M].北京：中国中医药出版社，2016.

[22] 马济人.中国气功学 [M].西安：陕西科学技术出版社，1983.

[23] 方春阳.中国气功大全 [M].吉林：吉林科学技术出版社，1999.

[24] 刘天君.生命在于呼吸：健康呼吸锻炼法 [M].北京：北京出版社，2006.

[25] 孙磊.古音六字诀 [M].上海：上海科学技术出版社，2015.

[26] 赵向丽.六字诀发展演变的研究 [D].福建：福建师范大学，2012.

[27] 刘俊宏.六字诀及完全呼吸锻炼对视觉诱发电位及事件相关电位的影响 [D].济南：山东师范大学，2011.

[28] 侯北辰.孙思邈"释梦—辨证—六字诀调治"诊疗法初探 [D].北京：北京中医药大学，2007.

[29] 柴剑宇，石朝俊，陈元凤，等.六字诀发音呼吸法的音图研究 [J].上海中医药杂志，1999（9）：42–43.

[30] 尤杏雪.健身气功·六字诀对老年人生存质量影响因素的研究 [D].北京：首都体育学院，2009.

[31] 曹丽凤.完全呼吸及健身气功·六字诀锻炼对心血管自主神经调节功能的影响 [D].济南：山东师范大学，2011.

[32] 涂人顺，陈仁波，黄林英，等.传统健身方法（六字诀）对绝经期后女性内分泌水平的影响 [J].世界中西医结合杂志，2010（10）：866–867.

[33] 张容瑞.中医养生功法对2型糖尿病伴失眠患者糖代谢和SCL-90因子的影响 [D].北京：中国中医科学院，2008.

［34］邓丽金. "六字诀"呼吸操改善COPD稳定期患者预后的干预研究
　　　［D］.福州：福建中医学院，2009.

［35］陈召华. 六字诀对稳定期慢阻肺患者复合指标影响的临床研究
　　　［D］.济南：山东中医药大学，2010.

［36］赵东兴. 改良运动处方对老年COPD稳定期患者的康复疗效［D］.广
　　　东：广州医学院，2011.

［37］张明亮. 健身气功·六字诀习练要领与技巧［J］.健身气功，2005
　　　（2）：19-20.

［38］张明亮. 健身气功·六字诀的动作要点与易犯错误［J］.健身气
　　　功，2007（4）：11-13.

［39］黄颖. 六字诀呼吸操对合并COPD的腹部手术患者的影响研究［D］.
　　　长沙：湖南中医药大学，2016.

［40］孙磊. 陶弘景六字诀中"呬"的发音［J］.中医文献杂志，2015
　　　（3）：9-11.

［41］赵亚琼. 六字诀对中年女性血脂、血液流变性及动脉硬化的影响
　　　［D］.西安：西安体育学院，2015.

［42］王龙兵. 六字诀联合抗阻训练对稳定期慢性阻塞性肺疾病患者BODE
　　　指数和生活质量的影响［D］.上海：上海体育学院，2015.

［43］杜金奚. 经络腧穴在健身气功·六字诀导引技术中的应用研究
　　　［D］.北京：首都体育学院，2015.

［44］郑萤萤. 冬病夏治穴位贴敷配合"六字诀"功法训练对COPD稳定期
　　　肺肾气虚型患者的康复效果研究［D］.南京：南京中医药大学，
　　　2015.

［45］黄颖. 六字诀呼吸操对合并COPD的腹部手术患者的影响研究［D］.
　　　长沙：湖南中医药大学，2016.

［46］蒋梅娜. 强化六字诀对肺脾气虚型慢性阻塞性肺疾病患者稳定期呼
　　　吸功能的影响［D］.长沙：湖南中医药大学，2017.

［47］程苗. 十二周健身气功·易筋经对改善中青年睡眠障碍人群睡眠障
　　　碍的研究［D］.北京：北京体育大学，2017.

参考文献

［48］刘晶晶. 柴胡桂枝汤配合六字诀治疗肝胃不和型中风后呃逆疗效观察［D］. 北京：中国中医科学院，2017.

［49］杨光. 健身气功·六字诀对肝火亢盛型高血压患者的影响研究［D］. 开封：河南大学，2017.

［50］刘景新. 水中六字诀锻炼对稳定期COPD患者骨骼肌功能障碍的影响［D］. 上海：上海体育学院，2017.

［51］李冬秀. 从呼吸力学角度探讨"六字诀"对慢性阻塞性肺疾病作用的研究［D］. 福州：福建中医药大学，2011.

［52］李美娜. 健身气功·六字诀对大学生心肺功能影响的实验研究［D］. 新乡：河南师范大学，2013.

附录一　人体经络穴位图

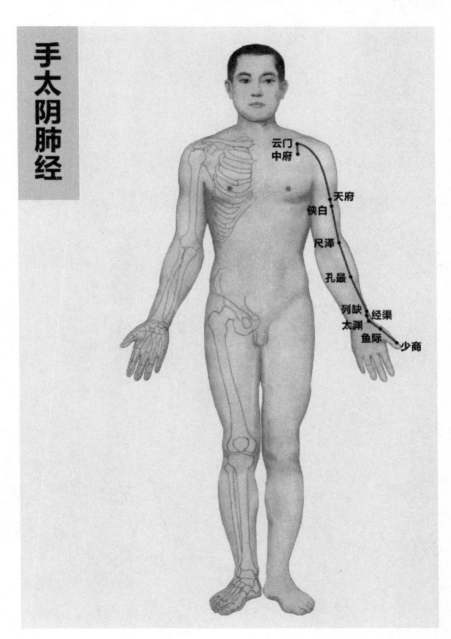

手太阴肺经

云门
中府
天府
侠白
尺泽
孔最
列缺
太渊
经渠
鱼际
少商

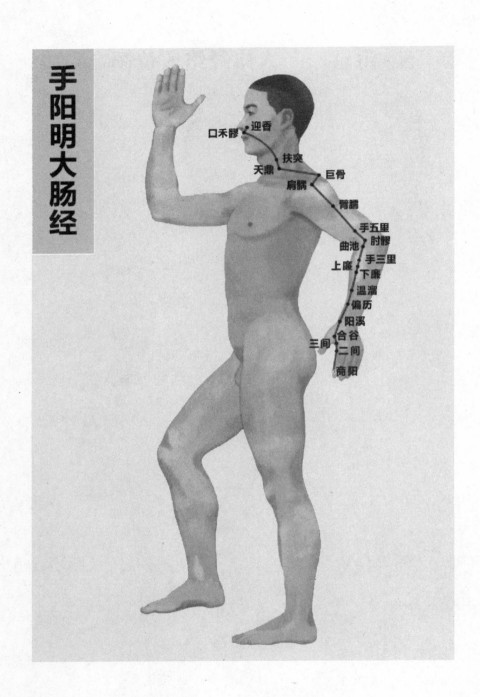

手阳明大肠经

口禾髎 迎香
扶突
巨骨
天鼎
肩髃
臂臑
手五里
曲池 肘髎
手三里
上廉 下廉
温溜
偏历
阳溪
合谷
三间 二间
商阳

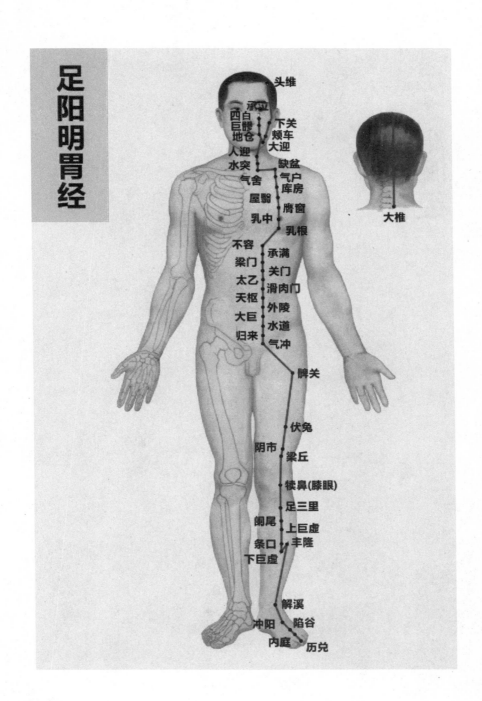

足阳明胃经

头维
承泣
四白髎仓
巨迎
地人迎
水突
气舍
屋翳
乳中

下关
颊车
大迎
缺盆
气户
库房
膺窗
乳根

不容
梁门
太乙
天枢
大巨
归来

承满
关门
滑肉门
外陵
水道
气冲

髀关

伏兔

阴市
梁丘

犊鼻(膝眼)
足三里

阑尾
条口
下巨虚

上巨虚
丰隆

解溪
冲阳　陷谷
内庭　历兑

大椎

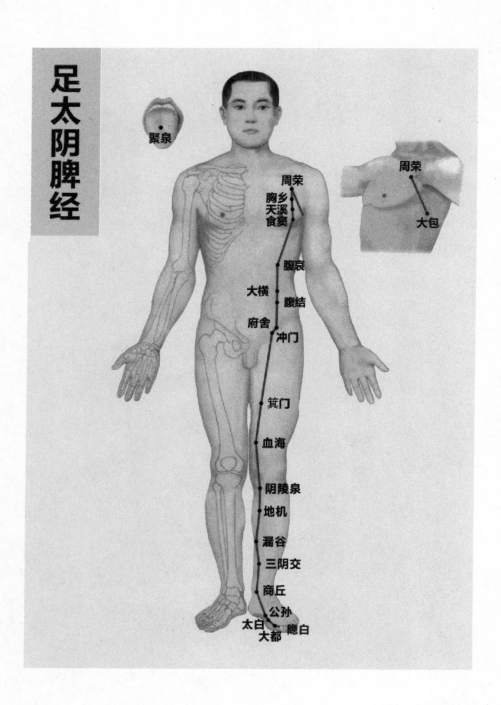

足太阴脾经

聚泉

周荣
胸乡
天溪
食窦

腹哀

大横   腹结

府舍

冲门

箕门

血海

阴陵泉

地机

漏谷

三阴交

商丘

公孙

太白   隐白
大都

周荣

大包

手少阴心经

极泉
青灵
少海

灵道　通里
阴郄　神门
　　　少府

少冲

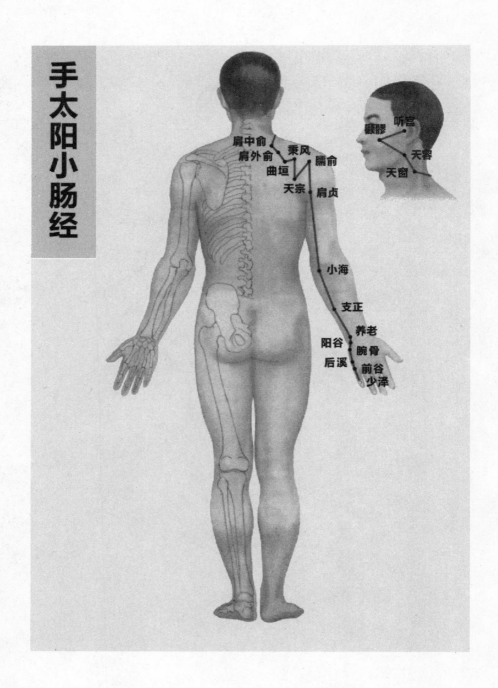

手太阳小肠经

肩中俞　秉风
肩外俞　臑俞
曲垣
天宗　肩贞

颧髎　听宫
天容
天窗

小海

支正

养老
阳谷　腕骨
后溪　前谷
少泽

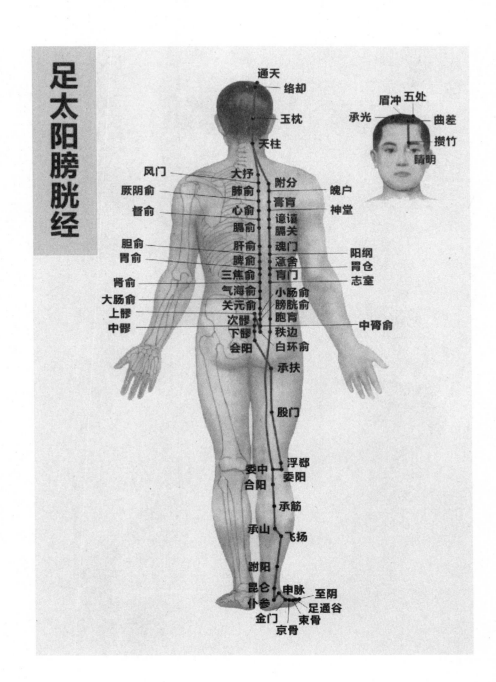

足太阳膀胱经

通天
络却
玉枕
天柱
眉冲 五处
承光 曲差
攒竹
睛明
风门
大抒 附分
厥阴俞 肺俞 魄户
督俞 心俞 膏肓 神堂
膈俞 譩譆
膈关
胆俞 肝俞 魂门 阳纲
胃俞 脾俞 意舍 胃仓
三焦俞 肓门 志室
肾俞 气海俞
大肠俞 关元俞 小肠俞
上髎 膀胱俞
次髎 胞肓
中髎 下髎 秩边 中膂俞
会阳 白环俞
承扶
殷门
浮郄
委中 委阳
合阳
承筋
承山 飞扬
跗阳
昆仑 申脉 至阴
仆参 足通谷
金门 束骨
京骨

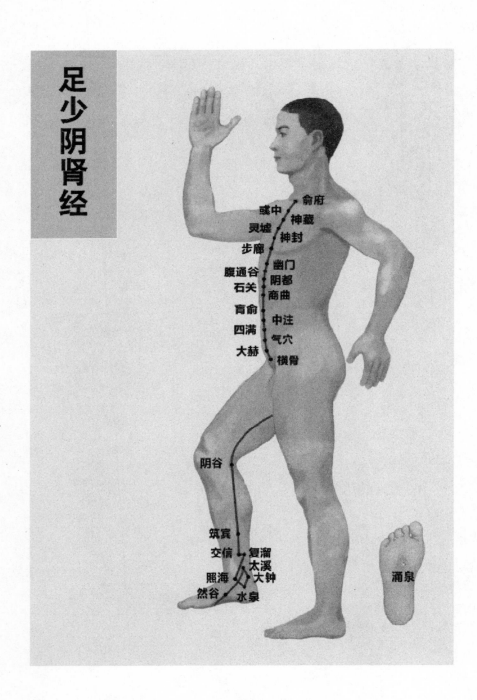

足少阴肾经

俞府
彧中　神藏
灵墟　神封
步廊
幽门
腹通谷　阴都
石关　商曲
肓俞　中注
四满　气穴
大赫　横骨

阴谷

筑宾
交信　复溜
　　太溪
照海　大钟
然谷　水泉

涌泉

手厥阴心包经

天池 · 天泉

曲泽

郄门 · 间使
内关 · 大陵
劳宫

中冲

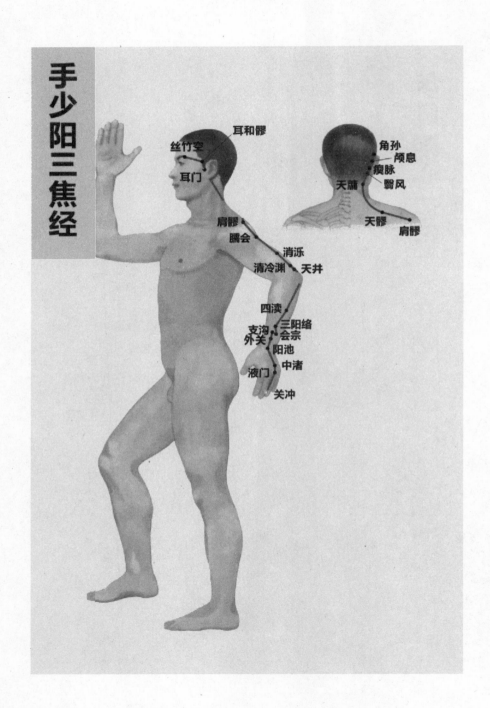

手少阳三焦经

耳和髎
丝竹空
耳门

角孙
颅息
瘈脉
天牖
翳风
天髎
肩髎

肩髎
臑会
清泠渊
清泺
天井
四渎
支沟
外关
液门
关冲
三阳络
会宗
阳池
中渚

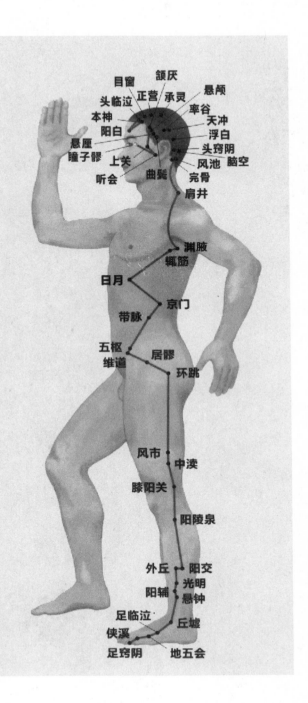

足少阳胆经

目窗　颔厌
正营　承灵　悬颅
头临泣
本神　　　　率谷
阳白　　　天冲
悬厘　　　　浮白
瞳子髎　　　头窍阴
上关　　风池　脑空
听会　曲鬓　完骨
肩井

渊腋
辄筋
日月　　京门
带脉
五枢　居髎
维道　环跳

风市　中渎
膝阳关
阳陵泉

外丘　阳交
阳辅　光明
悬钟
足临泣　丘墟
侠溪
足窍阴　地五会

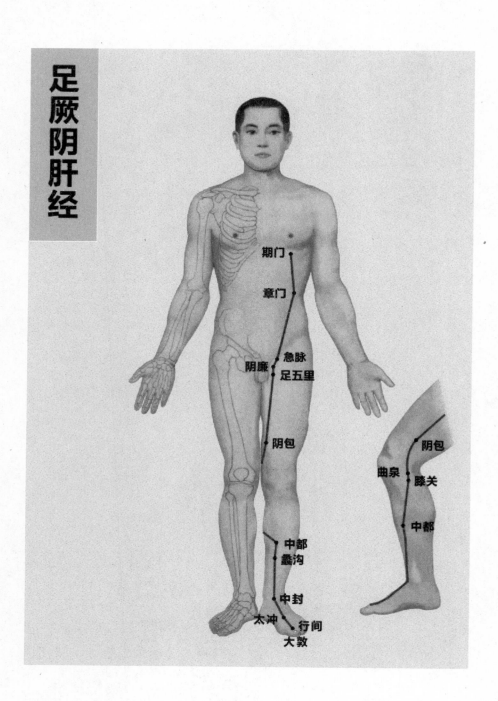

足厥阴肝经

期门
章门
急脉
阴廉
足五里
阴包
阴包
曲泉
膝关
中都
中都
蠡沟
中封
太冲
行间
大敦

任脉

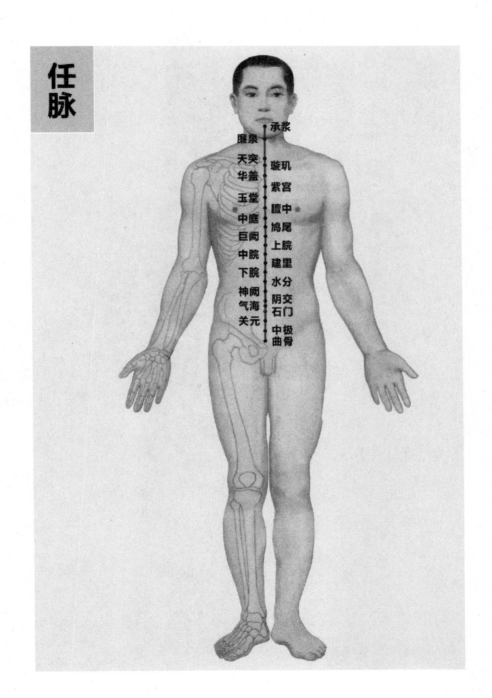

承浆
廉泉
天突
华盖
玉堂
中庭
巨阙
中脘
下脘
神阙
气海
关元

璇玑
紫宫
膻中
鸠尾
上脘
建里
水分
阴交
石门
中极

尾
脘
里
分
门
骨

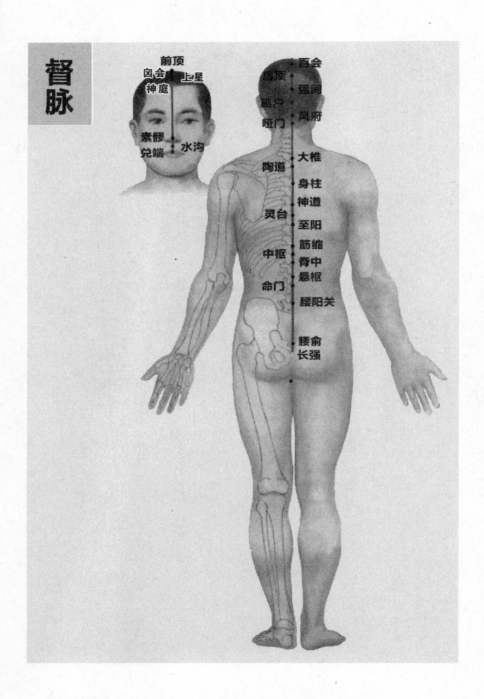

督脉

前顶
囟会 上星
神庭

素髎
兑端 水沟

陶道

灵台

中枢

命门

囟顶
脑户
哑门

百会
强间
风府

大椎
身柱
神道
至阳
筋缩
脊中
悬枢
腰阳关

腰俞
长强

附录二 人体脏腑图

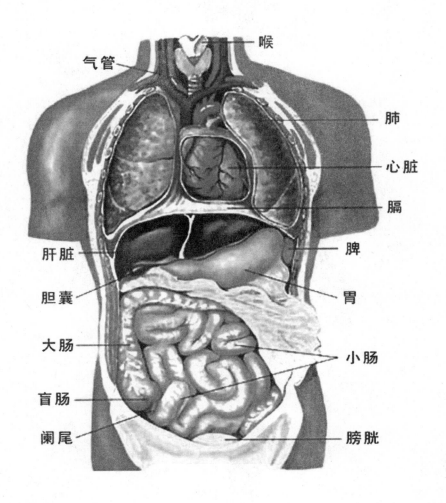

喉
气管
肺
心脏
膈
脾
肝脏
胆囊
胃
大肠
小肠
盲肠
阑尾
膀胱

附录三　人体浅层肌肉图

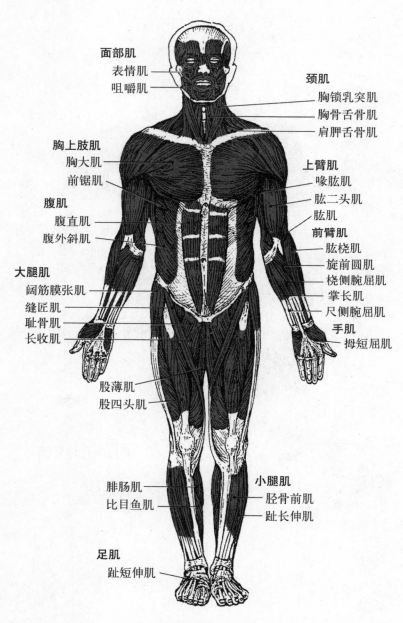

面部肌
　表情肌
　咀嚼肌

颈肌
　胸锁乳突肌
　胸骨舌骨肌
　肩胛舌骨肌

胸上肢肌
　胸大肌
　前锯肌

上臂肌
　喙肱肌
　肱二头肌
　肱肌

腹肌
　腹直肌
　腹外斜肌

前臂肌
　肱桡肌
　旋前圆肌
　桡侧腕屈肌
　掌长肌
　尺侧腕屈肌

大腿肌
　阔筋膜张肌
　缝匠肌
　耻骨肌
　长收肌

手肌
　拇短屈肌

股薄肌
股四头肌

腓肠肌
比目鱼肌

小腿肌
　胫骨前肌
　趾长伸肌

足肌
　趾短伸肌

全身浅层肌肉（前面）

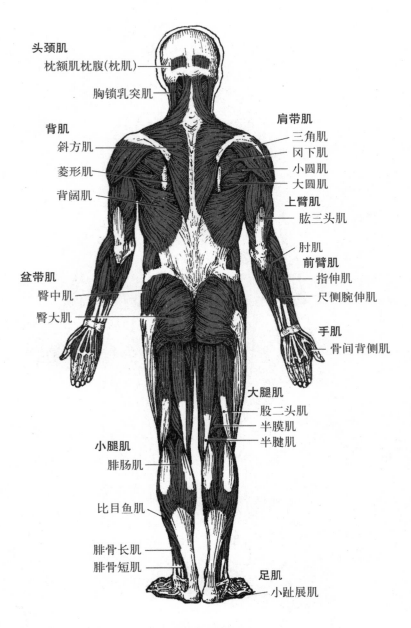

头颈肌
　　枕额肌枕腹(枕肌)
　　胸锁乳突肌

背肌
　　斜方肌
　　菱形肌
　　背阔肌

肩带肌
　　三角肌
　　冈下肌
　　小圆肌
　　大圆肌

上臂肌
　　肱三头肌

　　肘肌
前臂肌
　　指伸肌
　　尺侧腕伸肌

盆带肌
　　臀中肌
　　臀大肌

手肌
　　骨间背侧肌

大腿肌
　　股二头肌
　　半膜肌
　　半腱肌

小腿肌
　　腓肠肌

　　比目鱼肌

　　腓骨长肌
　　腓骨短肌

足肌
　　小趾展肌

全身浅层肌肉（背面）

附录四　人体骨骼图

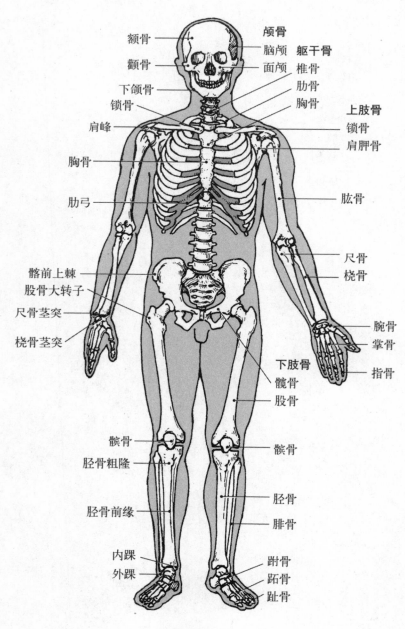

额骨
颧骨
下颌骨
锁骨
肩峰
胸骨
肋弓

髂前上棘
股骨大转子
尺骨茎突
桡骨茎突

髌骨
胫骨粗隆

胫骨前缘

内踝
外踝

颅骨
脑颅
面颅

躯干骨
椎骨
肋骨
胸骨

上肢骨
锁骨
肩胛骨

肱骨

尺骨
桡骨

腕骨
掌骨
指骨

下肢骨
髋骨
股骨

髌骨

胫骨
腓骨

跗骨
跖骨
趾骨

全身骨骼（前面）

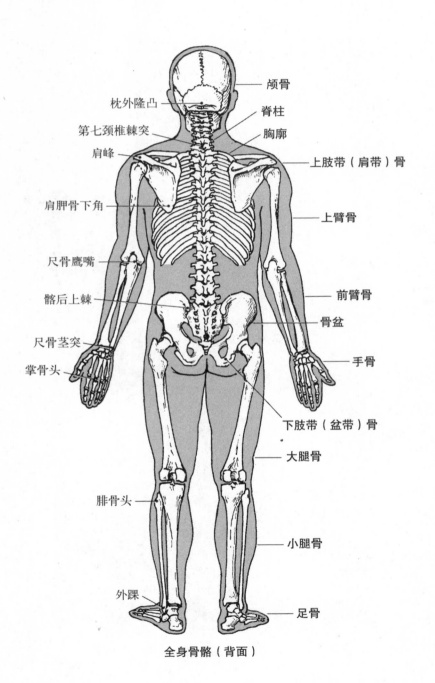

颅骨

枕外隆凸

脊柱

第七颈椎棘突

胸廓

肩峰

上肢带（肩带）骨

肩胛骨下角

上臂骨

尺骨鹰嘴

前臂骨

髂后上棘

骨盆

尺骨茎突

手骨

掌骨头

下肢带（盆带）骨

大腿骨

腓骨头

小腿骨

外踝

足骨

全身骨骼（背面）